スマホ社会が生み出す有害電磁波

デジタル毒

医者が教える健康リスクと【超】回復法

葉子クリニック院長
内山葉子

YUSABUL

はじめに

近年、原因不明のだるさ、疲れやすい、頭痛持ち、よく眠れない、落ち着かない、体のあちこちがかゆい、乾燥肌、抜け毛が多い、集中できない、物忘れが増えた、筋力の衰えを感じるなどの症状がみられる人が急激に増えています。

これらはもしかすると電磁波の影響かもしれません。

世の中にはごく微量の電磁波を敏感に感じ、過剰に反応し、様々な不調を起こす、いわゆる『電磁波過敏症』の方がいらっしゃいますが、この本は、過敏症の方についてではなく、一般の方に向けて書いたものです。

有害な電磁波『デジタル毒』（詳細は本文中に記載しますが、電磁波すべてが有害というわけではありませんので、私はこのような表現にしています）はすべての人に影響します。

技術の進歩により、多くの電子機器（デジタル）が増え、通信手段や情報処理は格段と便利になりました。

どんどんコンパクトになり、ワイヤレス化し、その分アンテナ数、電波のばく露量は5年前に比べても相当量増えています。

これは、屋内でも屋外でもです。

私たちは今まで環境問題と言えば大気や土壌の汚染を心配してきました。これはダイオキシンやオゾンなどの化学物質によるものです。

しかし、今はこれにデジタル毒汚染を念頭に置かなければなりません。これは『デジタルポリューション』とも呼ばれています。


世界的に、アルツハイマー病、早期認知症、ADHD（多動症）・自閉症スペクトラムをはじめとする発達障害、不妊、糖尿病、がん、慢性疲労症候群や線維筋痛症、これらの疾患の急増率は目を見張るものがあります。

これらは、いずれもデジタル毒との関連が研究され、報告されているものです。


ヨーロッパではすでにデジタル毒のリスクが公に認められ、子どもの携帯電話使用規制があったり、公的な場所での安全域の設置、アンテナなどのマップの表示や有害電磁波のリスクを、たばこのように電子機器に表示する義務付けが始まりつつあります。

しかし日本においては全くと言っていいほど、このデジタル毒に対する認識やリスクを知る機会がないのが実情です。


もちろん、だからと言って技術の進歩を止めるつもりはないですし、私自身多くの恩恵を受けています。

この進歩によってたくさんの情報を自宅で容易に得ることができるようになりましたし、個人で発信することもできます。

2019年（コロナ禍の1年前）、誰が会社のリモートワーク、大学の講義のウェブ化、習い事・セミナー・コンサート・学会などのインターネット配信普及を想像できたでしょうか？　2020年は特別ですが、それにしてもこれらの日常化は今後も続くことは間違いありません。


そしてその2020年、とうとう5Gの時代に入りました。

しかし、4Gでもすでに多くのリスクと症状が増えているのに、アンテナ数や電磁測量が桁違いに増えると予想される5G時代となれば、さらなる被害の拡大が懸念されます。

私は、少なくともこれらデジタル毒による健康障害が、今後ますます顕著に起こり得るということを知っていただきたいのです。

デジタル毒（有害な電磁波）は目に見えるものではありません。

目に見えないからこそ「知る」ことが必要なのです。

なぜなら知ることで技術の進歩を享受しながらも、その害を最小限に防ぐことができるからです。

そして、今の不調、これからの病気の予防につながるかもしれません。

この本が興味を持つきっかけとなって、一人でも多くの方のケアや予防をすることにつながり、デジタル毒を減らすことで体がどんなに楽になるかを知り、「真の健康体」になっていただきたいのです。

目次

第2章 デジタル毒が引き起こす人体への影響

第3章 デジタル毒の悪影響を引き起こすメカニズム

第6章 栄養と生活習慣の重要性

第7章 デジタル毒を見直して変わった人たち〜症例

装丁：米谷哲也
本文デザイン：白根美和
イラスト：武内未英

第1章

デジタル毒とは何か？

◉電磁波（デジタル毒）に興味を持ったきっかけ

24歳、私が大学の研修医として、血液内科をローテーションしている頃のことです。血液内科は血液の病気を診る科で、私が担当していたのは主に白血病など血液のがんでした。悪性リンパ腫にかかる方などはある程度年齢が高い人が多かったのですが、急性の白血病は若い人に多く、主治医としてとてもつらい経験でした。

そんな中、ニュースで高圧送電線の下にある地域では白血病の発症率が高いという調査報道を目にしたのです。

そのとき初めて『電磁波』と『病気』の関連について興味を持ちました。大学病院の近辺にも高圧送電線がはられている地域があり、その送電線下に小学校や住宅が立ち並んでいるのです。

気になって実際の患者さんたちの住所を確認してみると、その地域の方が多いではありませんか。

医学部の学生時代に放射線などの電離作用のある電磁波（α線、β線、γ線、X線、中性子線、紫外線がある）に発がん性があることは習っていましたが、高圧送電線から発する低周波の電磁波が危険だなどとは教わっていません。そこで日常的に存在する、ありきたりの電子機器や生活環境にある「電磁波」の危険性についても調べてみることにしました。

その頃1990年代には、携帯電話が普及し始めていました。

文献などを調べた結果、すでに電磁波と白血病・脳腫瘍との関連、ブラウン管やレーダー装置と疾患の関連についての報告があることを知りました。

そう言えば、学生時代にはコードレス電話で友人と30分以上長話することもあり、長く話すと耳元が熱いなと感じていたことを思い出しました。また、その後仕事上でも携帯を持ち始め、10分でも話すと耳が熱くなるのを感じる度、これは電磁波の影響だと思っていました。

以来、健康被害の原因には大学で習わないこともあるのだと意識するようになりました。

その後、私は専門を腎臓内科にしぼって選択しました。

腎臓内科はとりわけ薬の種類、種類が同じでも一人ひとりの効き方、代謝や排泄の仕方が異なってきますので、薬を細かく使い分けます。なぜなら、腎臓への治療における最善の方法は薬をできるだけやめさせること、腎臓への害を減らすことだからです。

そのため、生活改善（睡眠、規則正しい生活、ストレスケア）、食生活（ただし、初期の頃は単純にたんぱく質、塩分、炭水化物、脂質などを計算していただけです。ただ加工品に関してはケアをしてもらっていました。添加物は薬と同じ化学物質だからです）の見直し、いらない薬を減らすことがもっぱらの治療でした。

私も例にもれず最小限の薬を選びながら使用し、特に便秘にさせないようにケアをし、生活、食事の見直しを行っていきました。すると、本来治らないとされている腎機能が改善していく症例を何例も目にするようになりました。

そして腎臓内科であることに喜びや誇りを感じていったのです。


しかし、薬の量を減らすだけでは患者さんのつらさに寄り添えていない自分に気付き、何か軽減できることがないかと漢方や東洋医学を学ぶようになります。

東洋医学は食についても学んでいきます。ですから、陰陽説や五行説など生活の環境などについても知識を深めていきました。

東洋医学にとどまらず温熱やヒーリング、ホメオパシーや漢方、鍼灸や、気功や、ヨガなど様々な補完代替療法（西洋医学以外の治療法）についても勉強していったのです。

◉明らかになっていった電磁波と健康被害との関連

電磁波の影響については様々な療法を学ぶときに何度か勉強する機会があり、多くの電磁波グッズを試し、勉強会や研究会で学んだり、論文や本を通して情報を収集していました。

私がこの問題を認識し始めたのは今から20年ほど前ですが、欧米では30年以上前から電磁波と白血病や脳腫瘍との関連が注目されていました。

調べていくうちに建物の高層階に住んでいると流産しやすいとか、不妊が多いといったデータも出てきて、ますます電磁波は重大な病因と認識を深めていったのです。

1990年代にはすでに、特にヨーロッパでは電磁波による健康被害について調査が始まっています。国際がん研究機関（IARC）は2002年に低周波電磁波の発がん性を認めました。このように世界的には、電磁波による健康被害についての認識が社会に広がっています。現在では診断治療ガイドラインや電磁波ばく露への安全基準も明確になっているのです。

海外の状況などを調べ、電磁波の害について知識を深めた私は、自分なりに電磁波を極力避けるようにし、住居は高圧送電線や変電所のそばは避け、携帯電話で通話するときにはイヤホンを使うか最低限耳に密着させないようにし、子どもの頭のそばでは使わない、ポケットに入れない、電気カーペットや電気毛布のような身につける物には電気系統を使わないなど、最小限にリスク回避をするよう心掛けたのです。しかし、患者さんへの治療に取り入れるということまではしていませんでした。


20年前、いえ、まだ開業して間がない10年前までは食生活を見直してもらうことが治療の中心でした。実際多くの慢性的な症状や病気はそれで改善していったのです。

難しい症状の方も、ある程度は食生活の改善によってよくなっていきました。

しかし、特にこの数年は食事を改善してもなかなかよくならない難しい患者さんが増えてきました。食事を改善してもよくならない方は、開業当時2～3割前後だったのですが、このところは3～4割程度になった印象です。

そこでさらにこの方たちに効果のあるものはないかと海外の情報も含め、研究会などで知識を広げていったのです。

◉デジタル毒の洪水にさらされている現代社会

同時に食以外の原因を探って『環境毒』についても改めて勉強していきました。「エンバイロメンタルトキシン」とも言います。すでに、海外では多くの研究会や勉強会でセッションが組まれていました。

そして、環境毒についての学びを深める中で、この近年圧倒的に有害性、量ともに増えているのが、今回の電磁波ではないかと確信し始めたのです。

まさに有害な電磁波、『デジタル毒』です。

欧米では「デジタルディメンチア（デジタルによる認知症つまり記憶障害）」という言葉ができるほど、電磁波がヒトに与える影響、特に今までのがんなどに加え、脳や神経、精神への影響の大きさに注目が集まり、関連する情報が増えています。

この数年のデジタル機器、システム、通信機器の進歩はめざましいものがあります。

そして私たちの生活も一変しているのではないでしょうか。

10年前はレストランや駅の待合室でお互いを見て話しをしたり、本を読んだり、ボーっとしている人も多かったと思いませんか？

電車の中や駅のホームでは、今は大多数の人がスマホや何らかのデバイスを見ています。

音楽はほとんどがインターネットからダウンロードし、動画もネット配信をし、メールやSNSをチェックすることが日常です。

人類史上はじめて、ほぼ100人が100人とも必ず何かしらのデジタル通信機器を持ち歩いている時代なのです。

情報はインターネットから、ネットニュースを暇さえあればチェックしていきます。

家電量販店で売られる商品もどんどんワイヤレス化が進み、逆にコードでつながっているものは売っていません。つまり、私たちは今、電磁波の洪水の中で生活しているのです。

しかし、ちょっと待ってください。皆さんご存知のように、心電図にしても脳波にしても、それらは私たちの体内に流れる微弱な電気をとらえています。つまり心臓も脳も体内の電気信号によって動いています。筋肉にしても神経の伝達にしても私たちの体はすべて

図1■都市部における人工的な高周波マイクロ波(900MHz-2.5GHz)ばく露量の増加推移

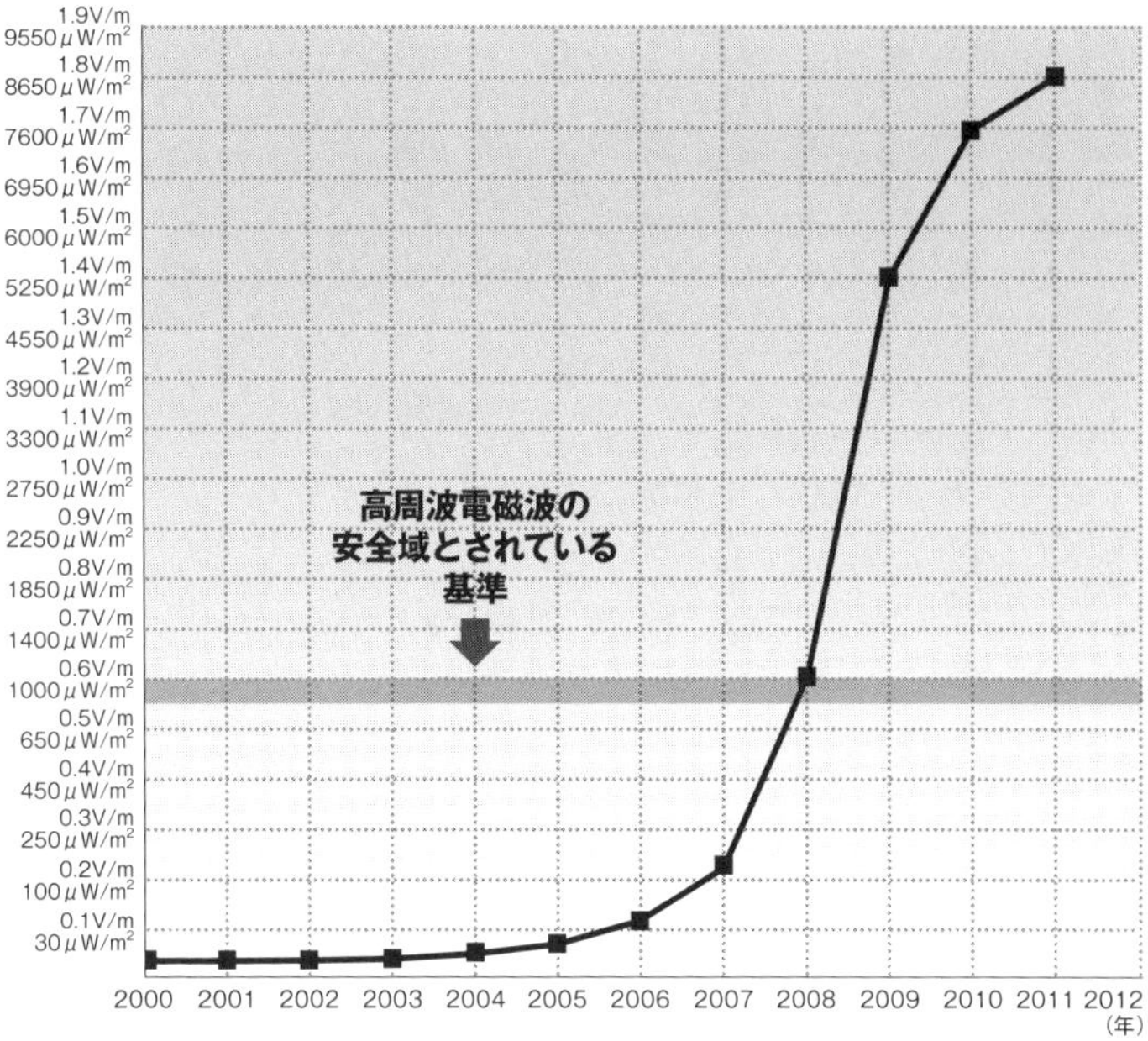

BioInitiative Reportによると、図表の真ん中下にある太い横ライン(0.6V/m)までが高周波ばく露の安全域とされている。Next-Upより

電気信号によるものなのです。

その微弱な電気が流れている体のどこかに常に有害な電磁波が飛び交う日常について、私たちはもっと考え、気を付けていかなければいけないのではないでしょうか。

上の表(図1)をご覧ください。2000年代後半以降、短期間のうちに私たちが電磁波の洪水にさらされる量がどれくらい一気に増えたのかが具体的にわかります。

図1は、2000年から2011年にわたる都会での高周波の電磁波の量が、どのように変化しているのかグラフにしたものです。0.6V／mが安全とされている基準です。これを見ると、ばく露量は2000年代後半からうなぎ登りで上昇し、2009年には安全とされている基準値を突破していることが示されています。4Gの普及が進み、より電化した生活に進化している現在ではこれよりもさらに増えています。

デジタル毒はスマホだけでなく、電子レンジ、電線、テレビやパソコン、電車や自動車などすべての電子機器類から発しています。

かつて有線の電子機器だけを使っているときは距離を置いたり、使用しているときにだけ気を付ければよかったのです。電話から受けるデジタル毒も使用時だけでした。

しかし、スマホをはじめとしたデジタル機器が急速に進歩した近年、スマホやリビングや寝室にあるWi-Fiルーター、ワイヤレスの機器など無線のものが増え、また現在急増しているオール電化の住宅は使用していないときでも常にデジタル毒を発信し続け、私たちの体に影響を及ぼしています。

そして、これからはさらに今まで使われていなかったミリ波（5G）の時代です。

一昔前と違い移動中も、自宅でゆったりしているときも常にさらされ続けるのです。

多くの人が睡眠中、目覚まし時計代わりに充電しながら、頭のそばに携帯電話を置いて寝ています。その危険を知らないからでしょう。

❖電磁波とは何か？（常に私たちの身近にある電磁波）

電磁波は無味無臭、目に見えず、過敏症でなければほとんど意識するものではありません。とらえようがなく、ばく露していても気が付かないため、危険だと言われただけでは漠然とした不安を感じるだけです。

まずは、知ることから始めましょう。電磁波とは何なのか？周波数、波長、単位、電場、磁場などについて簡単に説明していきます。

いわゆる普段私たちが身近なものとして言葉にする電波と電磁波とは基本的に同じものです。電磁波のほうが大きな概念で、電波はその一部です。ラジオやテレビ、携帯や無線ＬＡＮなど通信機器に使用するものを私たちは電波と呼んでいます(図２)。「電磁波」という言葉は知っていても、それが何なのか定義できる人は少ないのではないでしょうか？　では、電磁波とは一体何なのでしょう。

電磁波とは空気中を流れる電気エネルギーと磁気エネルギー

図2■電波の広がり

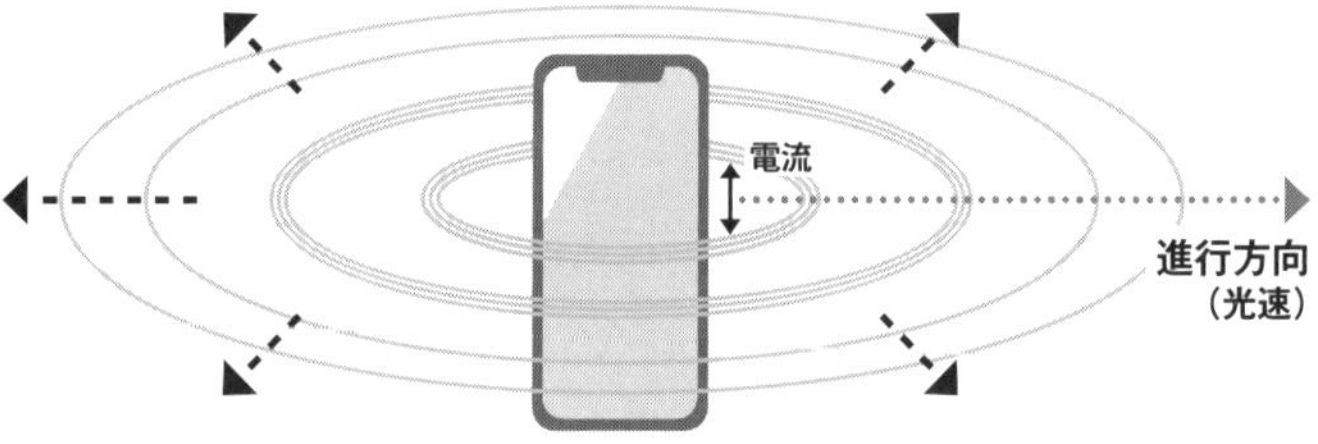

の波のことです（図3）。プラスの電気を帯びたものとマイナスの電気を帯びたものは引き合う力が働きます。そうした空間が電場です。そこへ電圧がかかると電流が発生します。電流が流れると今度は磁場が発生します。磁場とはS極とN極があり、離れていても同じ極なら反発し、違う極なら引き合う力が働く場のことです。この原理は電磁石と同じです。電線をコイル状にしてそこに電流を流すと、コイルを貫くように磁場が発生し、コイルが磁石になります。このコイルの中に磁石を出し入れすると、磁石の動きに合わせて磁場が変化し、電流が発生します。その電場がまた新たな磁場を作り出し、磁場と電場が相互に作用しているエネルギーの波を電磁波と呼ぶのです。

電磁波の性質を示すものが周波数です。これはエネルギーの波が1秒間に繰り返す数を示しています。携帯電話で例えると800MHz（メガヘルツ）、2.4GHz（ギガヘルツ）など聞いたことがあると思いますが、このHz（ヘルツ）が周波数の単位です。

この電磁波の値を表示するにあたって、桁が違うものの差はものすごく大きくなります。超低周波が50Hzなのに対して、携帯電話の電波は800MHz、2.4GHz。ということはつまり8億Hz

図3■電磁波の波長

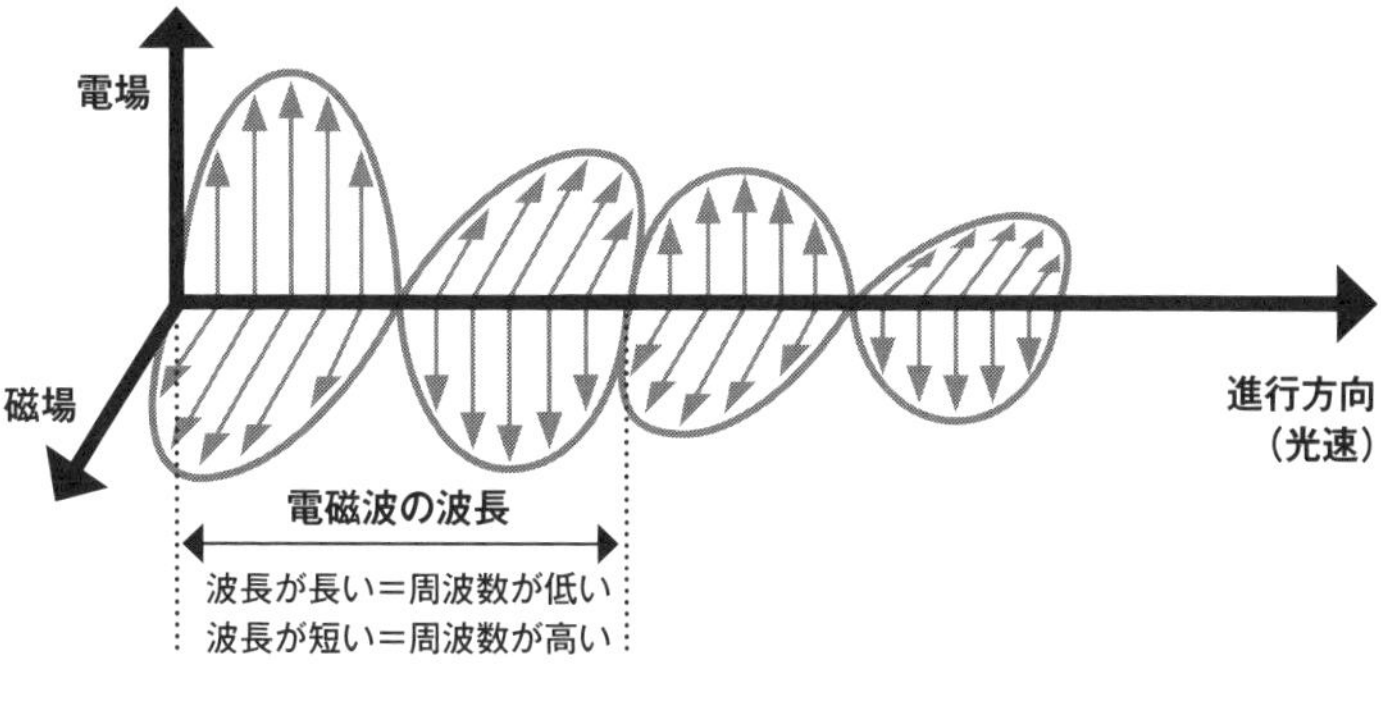

や、24億Hzとなります。これを数字で表すのは大変なので、国際的にメガやギガをつけて単位の表示をわかりやすくしたのです。

ちなみに、電磁波は電気エネルギーなので、電力量で計ることもできます。私たちが日常的にばく露する値としてはμW／㎠（マイクロワット）という単位が使われます。しかし、ここにも表記の罠とでもいうべき仕掛けがあります。通信会社が扱う携帯電話の中継基地局などの電波の単位である電力密度の表記はmW／㎠(ミリワット）です。1mW／㎠＝1000μW／㎠。同じ値なのに随分とイメージが違います。通信会社の環境測定報告書などには、測定値0・00002385mW／㎠とありました。私たちが日常生活で使用するような小数点以下の範囲を大きく超えています。ものすごく少ないということをアピールするための数字のマジックとしか言いようがありません。

電磁波の分類は周波数によって決められていて、それぞれ性質が大きく違います。昔の携帯電話が電話と簡単なメールしかできなかったのに対し、今では大量のデータ送信が可能になりましたね。これは周波数による性質の違いを利用したものです。周波数が低いほど物理的な影響が減るので遠くまで飛びます。また高いほど運べる情報量は増えていくのです。波長というのは図3のように波が振れる幅のことです。周波数が低ければ低いほど長くなる性質があります。

次ページの分類の図4でわかるように、電磁波には紫外線などの太陽光、レントゲンで使用するX線なども含まれます。

図4■周波数による電磁波の分類

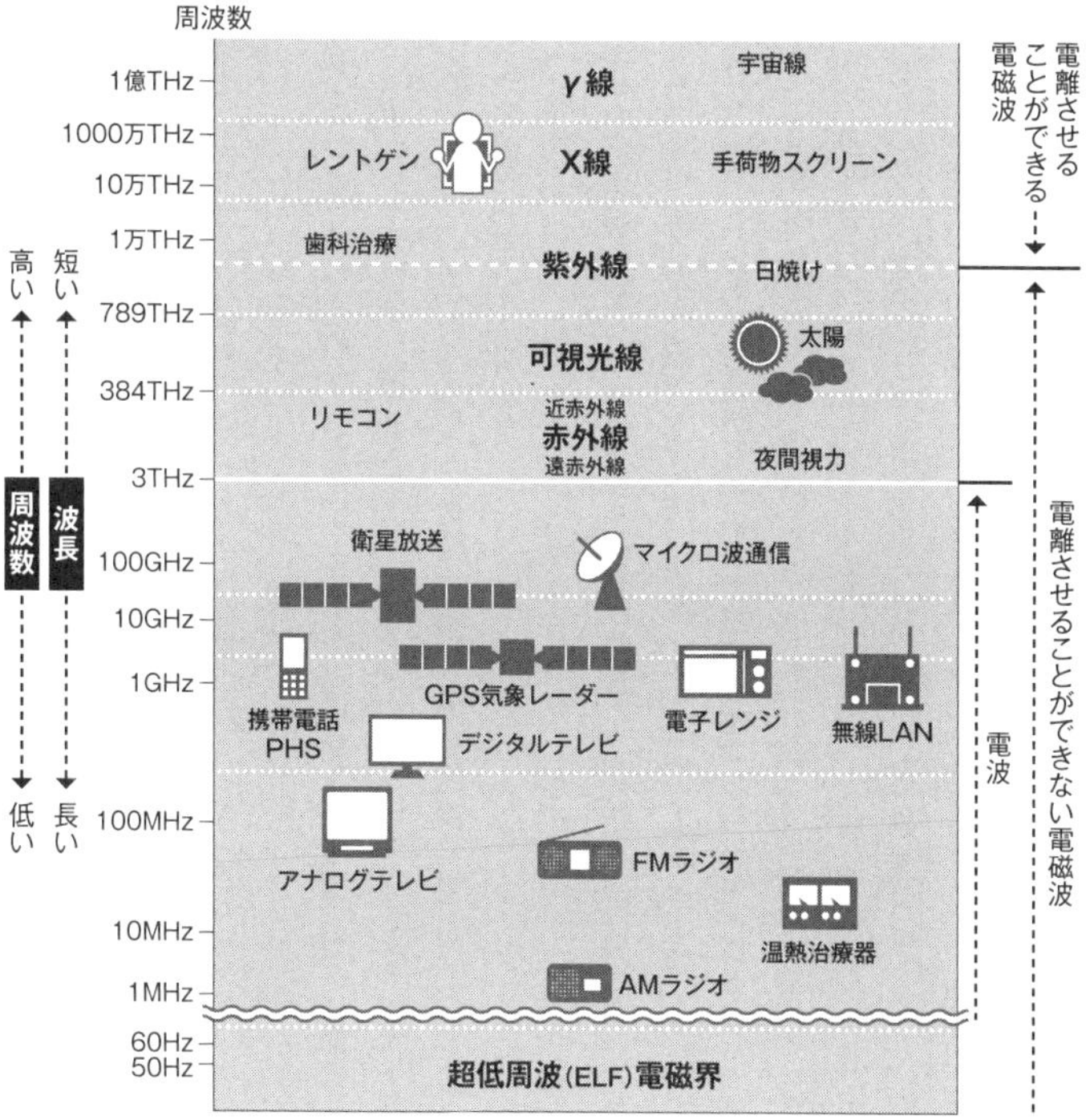

1T(テラ)$=10^{12}$　1G(ギガ)$=10^{9}$　1M(メガ)$=10^{6}$

電磁波の性質の違いを少しご説明すると、例えば暖房器具などが発する赤外線は温かく、紫外線に比べて長い波長です。人が認識できる可視光線に入ります。

紫外線は太陽光として有名ですね。比較的短い波ですので周波数は高めとなります。それよりもさらに周波数の短い波は電離することのできる電磁波で、レントゲンで使用するX線や放射能のγ（ガンマ）線などがそこに入ります。

電離という言葉を聞いたことのない人のほうが多いでしょう。電離とは原子の中から電子を弾き飛ばす作用のことです。X線やγ（ガンマ）線などは強い量子エネルギーを持っていることから、原子の中から電子を弾き飛ばす電離（イオン化）作用を引き起こすので、遺伝子損傷や細胞障害を引き起こします。この作用によりがんを引き起こすことも指摘されているのです。

かつて、人体に有害な作用をもたらすのは、電離作用を引き起こす超高周波の電磁波のみだと考えられてきました。それ以外の電離しない周波数帯の電磁波の害は少ないとされていたのです。

しかし、近年欧米の研究により、この非電離の電磁波が細胞の基本的な特性であるタンパク質合成を刺激し、影響を与えることがわかりました。送電線などから発生する超低周波の電磁波もその周辺には漏洩しています。

そして、世界的に次々とその害が報告されているのです。

■低周波について

それではそれぞれの周波数について見ていきましょう。

　コンセントに差し込んで得られる電気は日本では50／60Hzというのを聞いたことがあると思いますが、これは低周波電磁波です。そのためコンセントからも低周波電磁波が発生しています。主に家電製品や送電線からも発生しています。

　かつて、低周波電磁波は人体にはそれほど悪影響がないと考えられてきました。しかし、近年この低周波も頭痛やめまい、不眠などの不調を招く原因であることがわかってきたのです。海外ではその害は一般的に知られていますが、日本では規制どころかほとんど知られていないのが現状です。

　低周波の電場は近い距離であれば空気中でも流れるのですが、通常は主に物質の表面をつたって流れます。そのため机や床、壁などもつたいますので、電化製品に直接触れていなくても影響を受けている可能性があります。

　低周波の磁場はすべての物質を通り抜けます。そうなると、コードレスの家庭用電子機器については要注意ですね。

　低周波が発生する代表的なものは通常の電子機器、パソコン、ＩＨ調理器、ドライヤー、電気カーペット、こたつ、ラジオ、ファックス、高圧送電線、屋内からの配線、コンセントなどです。

■高周波（マイクロ波、ミリ波とも呼ばれる）について

（ただし、放射線や可視光線よりは低い周波数）

　一方、高周波は電場・磁場の両方の性質を持ちます。主に無線通信に使われる電場のためデジタルテレビ、スマートフォン、無線、無線ＬＡＮ、通信衛星などにも利用されています。日常空間にはこのような無線電波が飛び交っているので、私たちは常にどこにいてもこれらの影響を受けています。

例えば、短時間で物質を熱する電子レンジは高周波の性質を利用したものです。電子レンジは、高周波を物質に当てることにより水の分子を揺らして熱しています。それを考えると何となく、電磁波が細胞に与える影響がイメージできるのではないでしょうか？

常に携帯を持ち歩く、Ｗｉ－Ｆｉのある場所にいるということは電子レンジのそばにいつもいるようなリスクがあることになります。

高周波の害について、特にスマートフォンは頭のそばで耳に当てて使用しますので、電磁波が脳、目、耳に及ぼす影響（脳腫瘍など）が懸念されています。

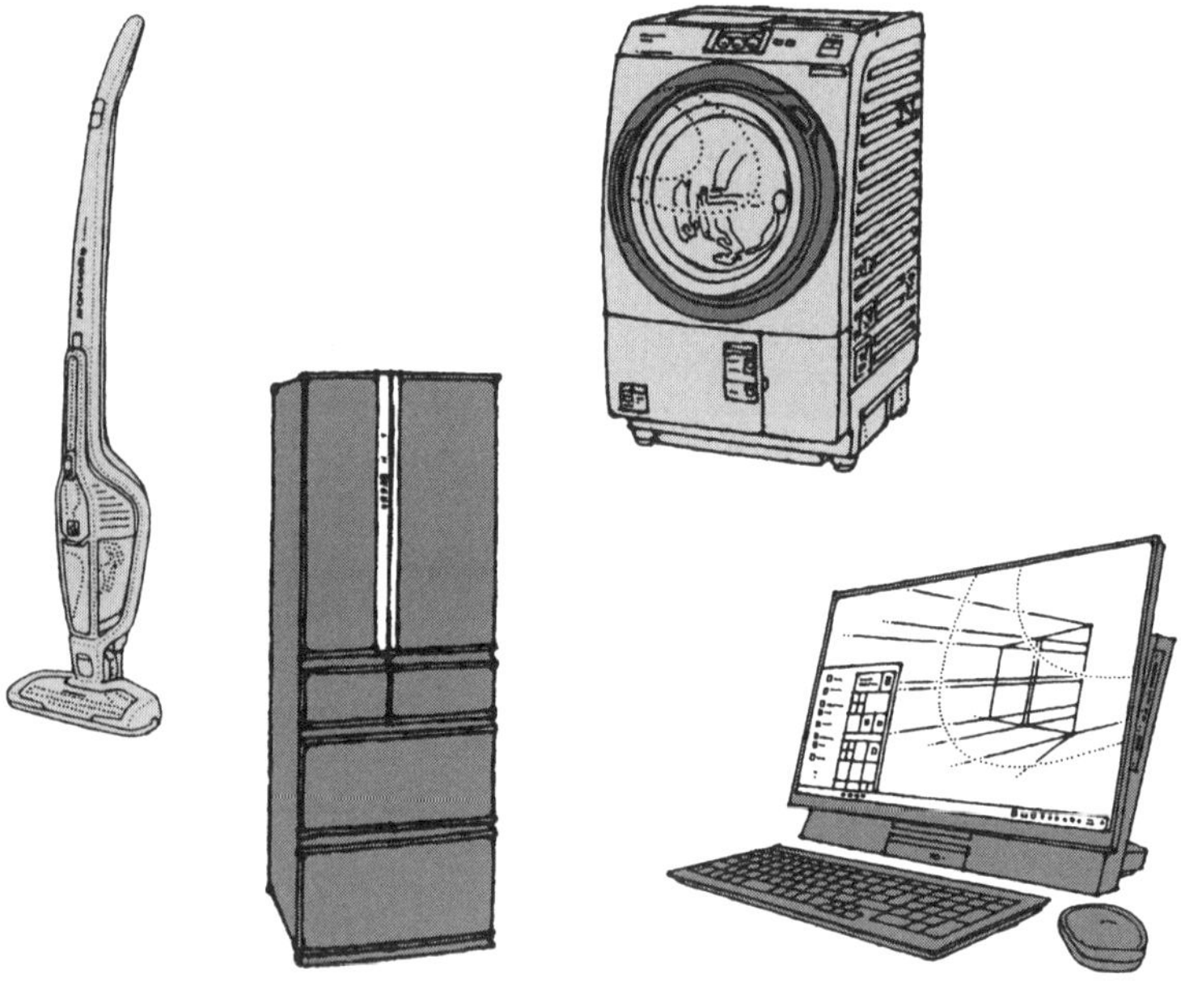

◉デジタル毒だらけの環境が病気を作る

この本を手に取った方の中には、原因のよくわからない頭痛、肩こり、耳鳴り、めまい、皮膚のトラブル（かゆみやビリビリ、湿疹）、静電気持ち、脚のむずむず、不眠、気分の変動、怒りっぽい、家族のイライラ、眼の疲れ、かすみ目、目ヤニ、関節痛や鼻血、筋力や記憶力の低下、慢性的な疲労、自律神経の乱れ、不妊、多動や落ち着きのなさなどの症状を抱えている方がいるかもしれません。そして、そんな症状を抱えていることが当たり前になっているのではないでしょうか。

これまで説明してきた通り、その症状はデジタル毒が原因である可能性があります。

電磁波の害と聞くと電磁波が少しでもあると生活できないほどの苦痛な症状を示す、「電磁波過敏症」を想像する人もいるかもしれません。

しかし、自覚症状のない人でもどんな人でも電磁波の影響は受けています。

だからと言って、今の時代にデジタル機器を遮断することは社会生活を営む上で不可能に近いでしょう。特に子どもにとって、デジタル機器を駆使する学校教育と関わりをなくすことは、社会生活が送れなくなることを意味してしまいます。

また仕事でやむなく使わざるを得ないことも多く、社会生活を送るうえでデジタル機器から逃れることはできません。そんな現代社会においては、いかにデジタル毒と上手に共存していくかが大事になります。

また、避けるどころか携帯を手放せない人、常にチェックしないと落ち着かない人は、デジタル中毒（精神的なスマホ、SNS、ゲームなどの「デジタル依存症」）になっているかもしれません。

私自身も電磁波の害（デジタル毒）について知識があったにもかかわらず、気が付けば調べものをするときにすぐインターネットを開け、いつの間にか紙の辞書を使う機会がなくなっていました。そして、日常的にメールチェックやSNS、ウェブセミナー、YouTube作成などを行っています。必要なので使用しているわけですが、自分でも無理したなと思う時期は、記憶の低下や全身のこり、顔のむくみなどを自覚します。長時間手で携帯を持つと指の関節がこわばり、曲がりにくくなることもあります。

電磁波汚染とも言われる今この時代、世界ではすでに、国家レベルで健康被害から市民を守る対策が取られています。フランスやロシア、イギリスでは妊婦や16歳以下の子どもの携帯電話使用を制限するよう勧告しています。また、環境規制についても細かく厳しく規制しています。しかし、国の危機感がないに等しい日本においては、自分自身で防御するしか守る方法はないのです。

たしかに、電磁波についてはヒトの安全に配慮した基準値が国際的に設定されています。「国際非電離放射線防護委員会（ICNIRP）」が作るガイドラインです。そこではヒトに対して有害な影響が起こる体内での電磁波の吸収量（基本制限）のガイドライン値が決められていますが、正確に人体の吸収量を測定することは難しいので、環境中の電磁波の値を基準値として決めています。この基準値はばく露によってヒトの体内で電圧が誘導され神経への刺激を起こす作用と、熱作用と呼ばれる体温が1℃上昇すると動物に異常が出るなどの作用を基に設定されています。しかし、現実にはその基準値をはるかに下回る値での健康被害の報告があります。今、超低周波電磁波の安全とされている基準値は200μT（マイクロテスラ）です。しかし様々な研究から小児白血病のリスクが上がると指摘されている値は0.4μTと、なんと1／500も小さい値なのです。

さらに、世界の潮流とは裏腹に、日本の電磁波についての規制値はICNIRPと比べてもゆるいため、今の環境は法律的には何の問題もありません。そのためデジタル毒に関する情報や知識は決してメディアから伝わることはありません。しかし、後述しますが、細胞に変化をもたらすデジタル毒のダメージは、放っておくと体に確実にたまっていきます。

そのたまったデジタル毒を排出するためには、デジタルデトックス（第4章参照）を少しでも意識していくことが重要なのです。

◉デジタル毒はどこに存在するのか

皆さんは、水面に石を投げ入れたときに波紋が広がっていくのを見たことがあると思います。そして、情報が伝達するときに電気信号が線の中を伝い、流れている図を見たこともあるのではないでしょうか？

私たちの体は60～75％が水でできていますが、分子は90％が水分子です。それだけ私たちの体の中は水でできているのです。当然、脳も75％が水分です。細胞同士が生体電気と生体磁気を通して揺らし合うことで体内の情報伝達が行われています。

さらに、筋肉にしても、神経にしても細胞膜の微妙なイオンの変化により電位差を作り、その電気信号によって収縮したり、神経同士物質のやり取りを行ったりしています。

笑ったり、考えたり、しゃべったり、食べたり、消化したり、寝たり、運動したり、呼吸したり、エネルギーを作ったり、心臓を拍動させたり、すべてが微弱な電気信号によって細胞を動かしているのです。

普段の生活において、私たちは多くの電磁波に囲まれています。この目に見えないものが本当に私たちに影響を与えているのでしょうか?

繰り返しますが、すべての電磁波が悪いわけではありません。

例えば、電磁波の一種である太陽光は多くのエネルギーをくれます。温熱効果しかり、皮膚で吸収してビタミンDを作ってくれ、免疫力を高めたり、ミネラルの吸収を上げてくれたり、アレルギーに対して強くしてくれます。

危険なのは人工的な機器が生み出す有害なノイズを持った電磁波（デジタル毒）。これが影響の違いこそあれ、私たちの生命活動を脅かしているのです。

もともと電離作用を持つ放射能などががんの原因となることはよく知られていました。

しかし、電離作用を持たない低容量で継続的な電磁波のうち、携帯電話、高圧送電線に代表される電線や電子機器、ワイヤレスによって動くスマートなデジタル製品からのデジタル毒が私たちの健康を害している可能性がわかってきたのです。

詳しくは第3章で述べますが、微量と言われる量でも、私たちは電磁波を皮膚の受容体で感知してしまいます。

電磁波の影響について、職業的に電気工、レーダーを扱う軍などに勤務、電車の運転手、歯科医師、パソコンなどを業務として扱うシステムエンジニアなどが多くの不調を抱えやすいということは1930年頃から研究され、1950年代には報告されていました。

しかし、かつては特別に多く浴びる特殊な環境での問題だったのが、現代社会においては前出の表でも見ていただいた通り日常的にばく露するデジタル毒の量が飛躍的に増え、一般的な問題となっているのです。

◉デジタル毒が体に与える作用

デジタル毒の体への影響はいくつかに分かれています。

もともと害を指摘されていた熱作用を筆頭に以下の三つがあります。

●熱作用（全身や局所の体温を上昇させる発熱作用）
●刺激作用（体内に誘導電流が発生し、神経や筋などを刺激する作用で、ピリピリ感やチクチク感や感電でビリっとくる感覚）
●非熱作用（刺激としてわからない、熱作用も起こさないレベルの極めて低レベルの電磁波によって引き起こされる様々な作用）

この三つのうち、近年懸念され始めたのが、非熱作用による影響です。

まず、電場と関連している病態として皮膚の表面の変化や、自律神経への影響が指摘されています。

磁場との関連としては白血病をはじめ発がん、内臓疾患との可能性が報告されています。

そのうち、高周波はがん発症率の上昇、頭痛・発熱・めまいなどの症状、睡眠・集中力・記憶など学習能力への悪影響との関連が示唆されているのです。

これらデジタル毒の影響についての研究は、現在ヨーロッパにおいてもっとも進んでいます。前記に挙げた病気との関連についてのデータも大半はヨーロッパでの研究に基づく報告です。

デジタル毒は特に体の細胞が未発達な子どもへの影響が大きいので、ヨーロッパでは3歳以下の保育園でWi-Fiの設置が禁止されています。また小学校ではデジタルを使う授業以外は使用禁止ですし、公共施設ではWi-Fiが設置されていることを掲示しなければいけません。

デジタル毒についてさらに詳しく説明していきましょう。

電流には直流と交流がありますが、直流電場（静電気とも言います）には周波数がありません。そのため比較的人体への影響は少ないと言われていますが、血流不全やピリピリ、ジリジリする不快感、かゆみを起こします。一方、コンセントやコードが接続された交流電源は、人工的な『ノイズ周波数』を発生させます。これらは電気が流れていないときでも交流電場を作り出しています。私たちに害となり、本来の体の機能を阻害します。このタイプの電磁波を主に発生させるのが、スマホをはじめとしたデジタル機器です。

ですから、本書では電磁波というくくりではなく「デジタル毒」としているのです。

◉デジタル毒がもたらす症状

デジタル毒の影響と関わる不調（詳細は第3章）は、頭痛、肩こり、耳鳴り、めまい、皮膚のトラブル（かゆみやビリビリ、湿疹）、静電気、脚のむずむず、不眠、気分の変動、怒りっぽい、子どもたちや家庭内でのイライラとけんか、眼の疲れ、かすみ目、関節痛や鼻血、筋力や記憶力の低下、慢性的な疲労、自律神経の乱れ、多動や落ち着きのなさ、背骨や骨盤の歪み、のどの痛みが挙げられます。

さらに病気との関連については以下のようにホルモン、神経、がん関連の疾患が多く報告されています。

早期アルツハイマー病、認知症、自閉症、ADHD、がん（特にメラノーマ、その他脳腫瘍、白血病）、心疾患、月経に関するトラブル、不妊、不整脈、てんかん、白内障、羞光症、難聴、側弯症、糖尿病、貧血、腎不全、アレルギー、自己免疫疾患、慢性疲労症候群、線維筋痛症、パーキンソン病、脱毛、肥満などと関連が疑われています。

◉脳に与える思いもよらない過剰な刺激

とにかく、今の世は過剰な刺激が多すぎます。

ノイズを含む音も光も多すぎるのです。自宅にもオフィスにも電子音があふれ、スマホやパソコンの画面からは脳に影響を与えるブルーライトが放出されています。過剰な刺激は様々な要因により、脳のグリア細胞を活性化してしまい、炎症を引き起こします。

脳に存在する細胞は、主に神経細胞とグリア細胞からなります（およそ1：9の比率）。もともと脳にとっては神経細胞こそが大切だと考えられてきました。グリア細胞は神経細胞の構造を支えるためだけの細胞だと考えられていたのです。しかし近年、グリア細胞には他に多くの役割があり、その一つとして免疫や炎症に関わることがわかってきました。

体内の炎症性物質が血液などを介してグリア細胞の炎症を引き起こします。これが脳内の慢性炎症を引き起こし、精神症状（うつ、不安障害、多動、集中力低下、自閉症、アルツハイマー病）や身体症状（慢性疲労、自律神経症状、パーキンソン病、多発性硬化症、慢性疼痛）などと関連することが判明しているのです。

脳の慢性炎症は慢性的な難治性の症状と関連が大きいです。この炎症原因の一つにストレスがありますが、ブルーライトやノイズを含む音や光などの過剰な刺激も炎症の引き金となる活性酸素（フリーラジカル）種や炎症性サイトカインを発生させる要因となります。

また、ちょっと話はそれますが、これら人工的な電磁波以外にもジオパシックストレスといって自然にある電磁波も存在します。これは地磁気の一種だとされています。

地層から出ているもので、地下水脈や地下断層の影響を受けているとされ、人体に悪影響を与えるケースもあると言われているのです。そのため家がどこに建っているか、眠る場所（寝室）をどこにするか？　などはとても大切です。方位磁石などが異常を示す場所などでは寝ないようにしましょう。

◉人体に影響を及ぼす電子機器

あらゆる電子機器とそれに関わる電波を発信するものが多かれ少なかれ人体に影響を与えます。

Ｗｉ-Ｆｉ、ｉＰｈｏｎｅをはじめとしたスマートフォン（最新のものであるほど、賢いものほど影響は強い）やタブレット、スマートメーター、ソーラーパネルの変電器、追跡システム、赤ちゃん見守りモニター、エレベーター、ハイブリット車（通常の車も電磁波を発生するがもっとも強力なのがハイブリッド）、コードレス電話、家電全般からデジタル毒は発生しています。日常を見渡せばコードレス家電、高圧電線、携帯電話アンテナ、テレビやラジオの基地局、（ネットでつながる）オンラインゲーム、パソコン、コンセントや延長コード、配電盤、電気ストーブやこたつ、電気カーペット、電磁波のケアをして

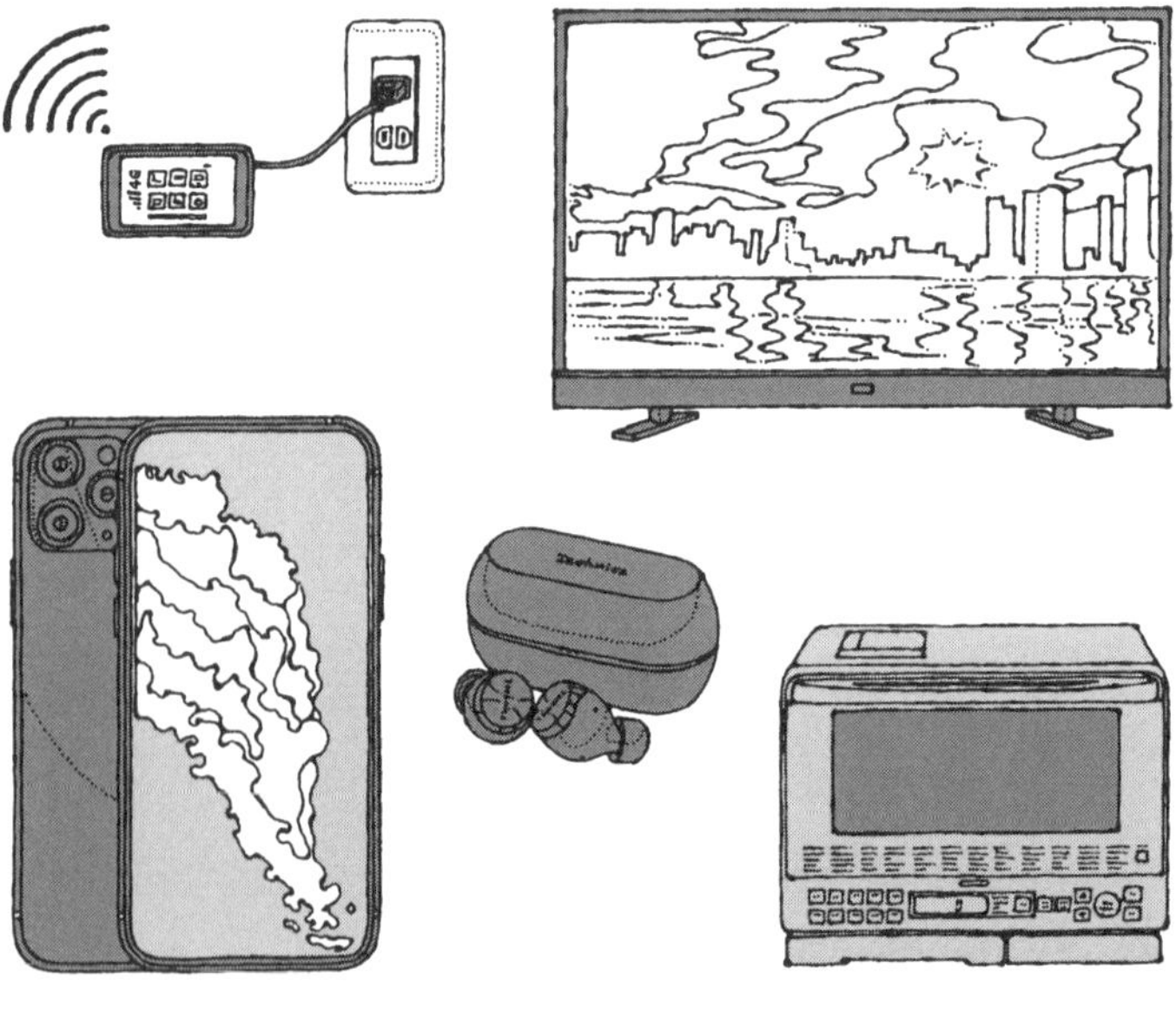

いない電気マッサージ、新幹線や飛行機などの乗り物、掃除機、レンジ、IH調理器、洗濯機、換気扇、蛍光灯、LED、AI搭載のロボットやリモートでコントロールできるシステム、ブルートゥース機能などなど挙げたらキリがありません。

本当に便利になりました。スイッチを遠隔から入れるだけで、起動してくれるのですから。しかし、それと同時に私たちは自分の本来持っていた機能をどんどん失っていることに気が付いていません。

本書では、今抱えている病気や不調が、実はデジタル毒の影響の可能性があり、自分が考えもしていないところから多くの電磁波を浴びているという事実を知っていただきたいのです。

そして、知ることで改めて自分や家族を守り、現代に生きる以上避けられないデジタル毒の影響を最小限にすることができるのです。

◉商用通信の歴史と大量のデジタル毒に取り囲まれる5G時代

いよいよスマホ5Gの時代を迎えました。

すでに手元のスマートフォンで様々なことができます。動画の作成から編集、インターネット見放題、精巧な写真撮影、会議までこなすことができています。

現在、私たちが享受している4G環境も、健康という側面から見ればかなり有害な状況です。しかし、5G時代を本格的に迎えると、さらに今までとは比較にならないほどのデジタル毒が私たちの周囲を取り囲むことになるでしょう。

通信機器は、1980年代の1G（第1世代）登場からほぼ10年毎に進歩し、2020年とうとう5G（第5世代）の時代へと突入しました。しかし、私はこれらが発するデジタル毒の害についての議論をおざなりにしたまま、便利さだけを求めていく社会に不安を覚えています。

この約30年間で通信速度は1万倍となり、賢いデバイスほどより高周波数で通信を行います。ですが、周波数が高いほどデジタル依存症に陥るケースも多ければ、体への影響が大きいこともわかってきています。

1980年から90年代の1Gはアナログ、2Gはデジタル方式時代で周波数は700MHz（メガヘルツ）から1GHz（ギガヘルツ）程度でした。

2000年代に入り3Gでメール、静止画を送れるようになり周波数は2GHzを使用。21ページの図1で示した通り、デジタル毒のばく露量はこの時期から飛躍的に増加しています。2015年からは4Gとなり動画や高精細動画が送受信可能となり、周波数は3.5GHzを使用しています。

そして、2020年（アメリカ、韓国では2019年から開始）3月から一部では12月までに日本全国導入を目指す5Gの時代となったのです。

5Gは大変な高周波帯3.7、4.5、28GHz（28GHzは採用しない国もあり）を含みます。2時間の映画を3分でダウンロードすることが可能となるくらいの超高速、大容量送信を可能としています。

しかし、問題は5Gの特性である高周波のみではありません。5Gが導入された後も電話通話やメールは今まで通り4Gを使い、壁などにシャットされないようにしています。つまり今までのデジタル毒の問題は解決されないままに、さらに新しい周波数が上乗せされるということです。これらは1Gから4Gまでのすべての周波数帯を含むのです。

4Gを発展させた超高速（4Gの100倍）、大容量（ダウンロード容量1000倍）、超低遅延（通信のタイムラグが1ミリ秒となり自動運転やロボットの遠隔制御、遠隔診断や手術が可能）、多数同時接続（自宅で100個の端末センサーを同時にネット接続することが可能）の機能を持つ移動通信システムが5Gです。すでにデジタル毒の害が表面化している状況に加えて、さらなる強力なデジタル毒が加わったということです。

2G、3Gの時代からヨーロッパでは携帯電話が発する電磁波と疾患との関連が多く報告されてきました。4Gは普及してからの歴史が浅いため、まだ具体的な悪影響のエビデンスについては出ていませんが、2G、3Gの時代と比べて多くの不調が増えてきているのは事実です。

私自身が病気の治りが食事療法だけでは困難と感じ始めた頃とちょうど重なります。

そして、これから普及が本格化する5Gは、今までにないミリ波（高周波）を含む点を私は危惧しています。このミリ波は波長が短く、エネルギーが強いのです。そして、強い直進性があります。大容量の情報を送ることができる反面、高周波がゆえに大気中の酸素や水蒸気に吸収されるため近距離通信しか利用できません。

そのため、以前と比べて圧倒的に多くのセルのアンテナを至るところに設置する必要があるのです。これまで1.5㎞程度だったアンテナ設置間隔が、3-10軒毎（約100mから150m毎）になると予想されます。

政府は5Gのアンテナをすべての信号機（約20万8000基）、建物、道路、橋梁、公園、バス停、地下鉄入り口、地下鉄、地下街に設置しようとしています。また、ビームフォーミングやビームトラッキングといって、歩いている人にピンポイントで電波を届けるシステムまで作っているのです（48ページ参照）。

電磁波の特性上、距離が近いほどデジタル毒の害は大きくなります。例えば10倍近いと10000倍の強さになるのです。

今後普及が進むにつれて5Gのアンテナが街中大量に設置されるので、散歩していても常にアンテナの近くにいることになり、四六時中、高周波のデジタル毒にさらされる環境に身を置く可能性が高まります。

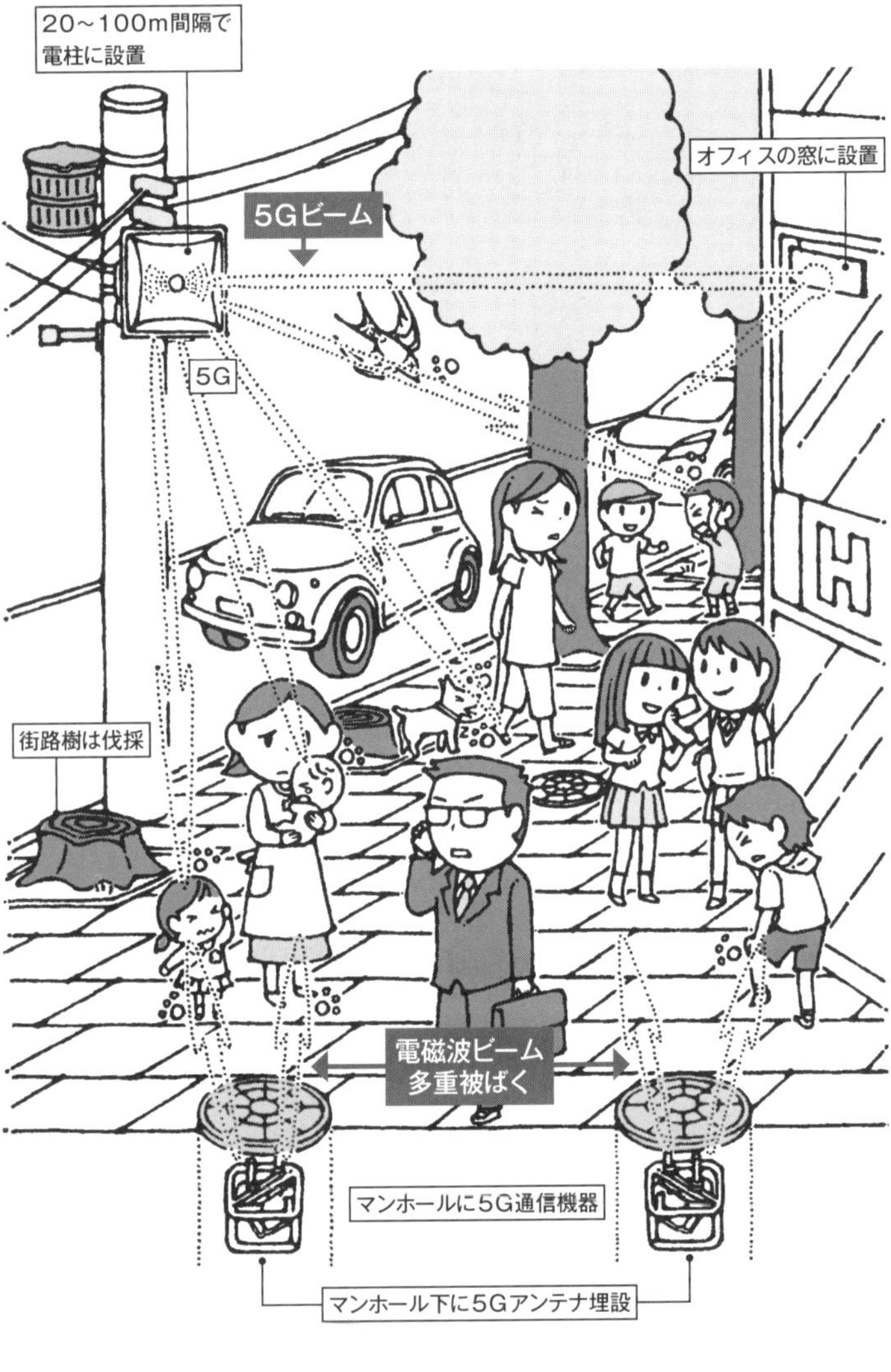

20～100m間隔で
電柱に設置
オフィスの窓に設置
5Gビーム
5G
街路樹は伐採
電磁波ビーム
多重被ばく
マンホールに5G通信機器
マンホール下に5Gアンテナ埋設

◉世界と比較して危機感の薄い日本

　このような環境に対する安全性の確認が取れていないとして、ベルギーでは5Gの一時停止、スイスでは使用が停止されています。また、イタリアやアメリカ、イギリスの一部地域には町単位で反対している地域もあります。

　すでに電磁波について厳しい安全基準を導入しているヨーロッパでは、このように国家レベルでの安全への取り組みがなされています。しかし、日本では、まだまだ電磁波についての運動や知識は広がっていません。

　なぜ日本では電磁波についての知識や運動が広がっていかないのでしょうか？　デジタル毒を散々浴びているのに何も感じないという人が多いからです。ただそれは現段階で自覚症状がないだけで、影響を受けていない人は一人もいません。

　例えば、実際に太陽光線に日焼けして赤くただれる人もいれば、黒くなる人もいて、反応はまちまちですが、太陽光線の影響で体が全く反応していない人はいません。これと同じなのです。

電磁波過敏症の人は電磁波を感じることができる人ですが、感じない人は無警戒かつ長期的に浴び続けることになります。その結果、精子やDNA、脳に影響を受け続けて数十年後に何らかの病気を発症するリスクが高まります。しかしたとえ病気を発症しても、電磁波の害が知られていない日本では、誰もデジタル毒が原因だと気付かないでしょう。

実際の患者さんでも病気を発症してしまっている人、例えばがん、アトピー、乾癬、高血圧、糖尿病、不整脈などデジタル毒と関連していると思われる疾患を持つ人は鈍感な方が多く、自分がデジタル毒に反応することに気付いていません。

一方、未病の人で不定愁訴を持つ方は、携帯電話で電話すると頭が痛い、とか耳が痛いとか、めまいがするなどと自覚する方が多くいます。ですが、前記の鈍感な人もデジタルデトックスをしていくと徐々に敏感にわかるようになる人がいます。

DNAの突然変異を引き起こしている原因として放射線や化学物質などがありますが、人にはもちろんDNAのエラーを修復する能力もあるので、すべての人が、それが原因で病気になるわけではありません。同様に電磁波についても修復力が強い人はあまり影響を受けない可能性もあります。このような人はレジリエンス（うまく適応する能力）が高いと言えます。

しかしデジタル毒は、蓄積していくため修復力の弱い人、ばく露量の多い人は閾値を超えると何らかの症状を発症してしまうのです。これはウィルスや植物にも同様のことが言えます。

デジタル毒は人体のみならず、植物やウィルスにも影響を及ぼしています。デジタル毒の影響にさらされたRNAウィルスにいたってはDNAの変異を修正する機能を持っていないため、変異がどんどん進みます。

ウィルスの変異がますます起こり続け、一度使った抗ウィルス薬やワクチンの効果が弱まるといういたちごっこが起こるのは、このように私たち人間が異常に便利さを追い求め、非自然の物質を作りすぎていることが原因かもしれません。

新型コロナウィルスも変異株が次々発見され、感染力や重症度に差が出てきています。これらは人が安易に便利さを求めて、自然との共生や安全性を軽視していることと関連していることは否めません。

便利さ、技術の進歩を止めろとは言いませんが、やはり同時に「安全・健康」についても考える必要があるのです。

第2章

デジタル毒が引き起こす人体への影響

◉電磁波の何が悪いのか

第1章では、デジタル毒（主に電子機器から発生する電磁波による悪影響）の概要について説明しました。第2章では、デジタル毒が人体に与える悪影響について、具体的に見ていきます。

飛行機に乗るときに携帯電話のスイッチをオフにしたり、飛行機モードにしたりするよう、またペースメーカーを心臓の治療として入れている人のそばで携帯電話を使わないようにと言われます。

これは電磁波が他の機器とお互いに干渉し合って、誤作動を起こさないようにするためです。

もちろん、人間の体は電子機器ではありません。しかし、私たちの体には微弱な電気（生体電気）と方位磁石にも影響を与えない磁気（生体磁気）が存在し、それを利用して動いています。これらの生体電気と生体磁気を狂わせるのがデジタル毒なのです。

体全体の約7割が水分で、細胞の中にあるＤＮＡ自体も電導体なので、人間の体は電気を通しやすく、電磁波の影響を受けやすいことは理論上簡単に想像できます。

その中でももっとも影響を受けやすいのが脳の前頭葉や目と言えるでしょう。

携帯電話を数分持つだけでも脳の血流が下がることを、私の尊敬する医師が実験によって実証しています。そのためすぐに思考と集中力が低下してしまいます。

目はパラボラアンテナと同じ構造のためデジタル毒を拾います。そのため影響を受けやすく、長時間パソコンの前にいると目ヤニや目がシバシバ、焦点が合いづらくなります。

さらに送電線や携帯基地局の近くに住んでいる人は24時間発生し続けているデジタル毒を長期間受け続けるため、頭痛、不眠、アレルギー、うつや不安

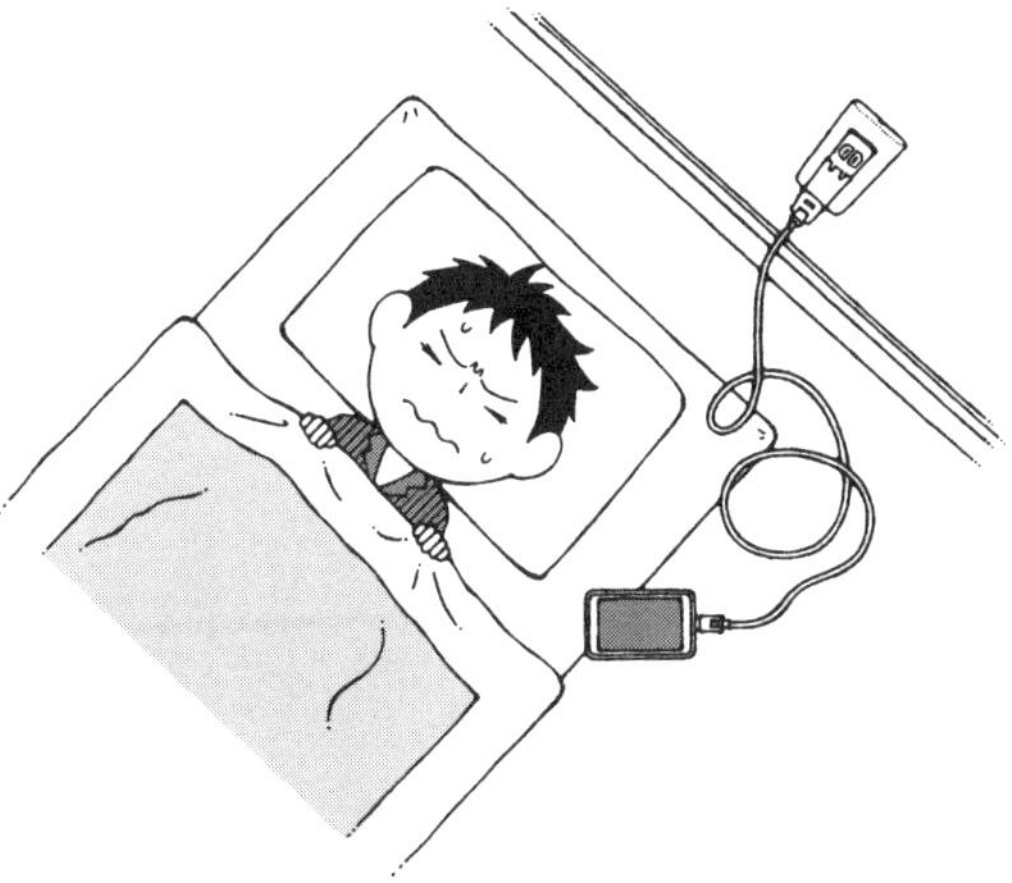

などの精神症状が出るなどの影響を受けやすくなります。

特に寝ている場所がそれらの影響を受けやすく、デジタル毒にさらされている場合、睡眠時は身体的に無防備な状態になっているため、その影響はてきめんです。

一般的な傾向として、敏感な人であれば多くの不定愁訴を起こしやすく、頭痛やピリピリ感や不安感などを示します。しかし、先ほど記載したように鈍感で全く何も感じない人は無自覚のままデジタル毒にばく露し続けます。そして、原因不明のまま病気を発症してしまうことが多いようです。

◉デジタル毒が引き起こす害

デジタル毒について説明してきましたが、まだ具体的なイメージがわかない人も多いかもしれません。

前述したように電磁波にも様々な種類がありますが、ここでは身近な電磁波が引き起こす害（デジタル毒）にはどんなものがあるのか、大きく三つの種類についてお話しします。

またそれらは体にどのような害を及ぼすのかも説明していきましょう。

図5■概念の図

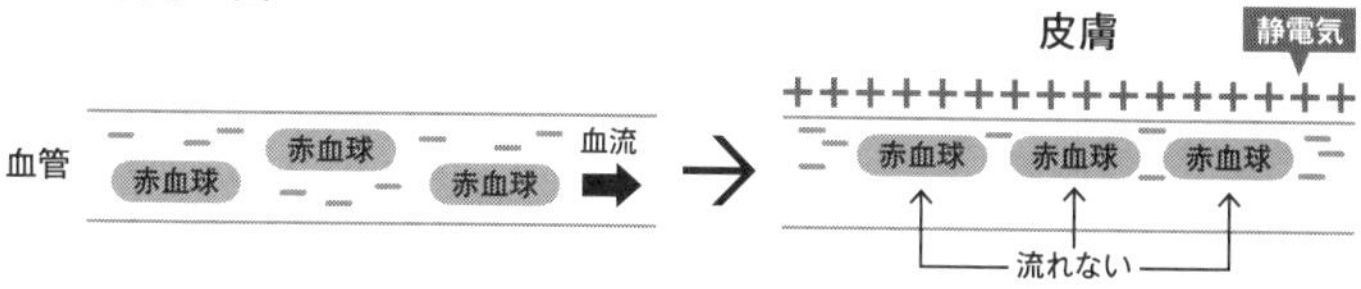

❶静電気

静電気と聞くと、ビリっとくる感覚を思い浮かべる人が多いでしょう。あのビリッとくる感覚は気持ちのいいものではありませんね。

そもそも静電気とは物と物がこすれたり、ぶつかったときに発生します。そして多くのデジタル機器も同様に静電気を発生させます。

プラスに荷電した静電気は、私たちの体にデジタル毒の影響をさらに受けやすくさせるという悪循環を引き起こします。

ビリッとくる静電気は皮膚の表面に帯電し、血液の流れを停滞させます。つまり、血流が悪くなるということです（図5）。

磁石を想像してもらえるとわかりやすいですが、私たちの血球は、皮膚表面がマイナスに荷電しているので、お互いがくっつき合わずに順調に流れてくれています。しかし、静電気により皮膚がプラスに帯電することによって、血球が皮膚表面へ近づき、流れていきにくくなるのです。静電気によって起こる症状には以下のものがあります。

●冷え性
●皮膚の乾燥
●ホコリなどをくっつけることによって起きる鼻炎やアレルギー
●かゆみの原因や湿疹の原因
●血流が滞ることによる酸素欠乏のために起こる肩こりやむくみ、頭痛や体の痛み

また、近年では体内でも静電気は発生し、それらが体の不調を引き起こすと言われており、研究も進んでいます。

❷ブルーライト

続いて、今注目されているのはブルーライトの害です。

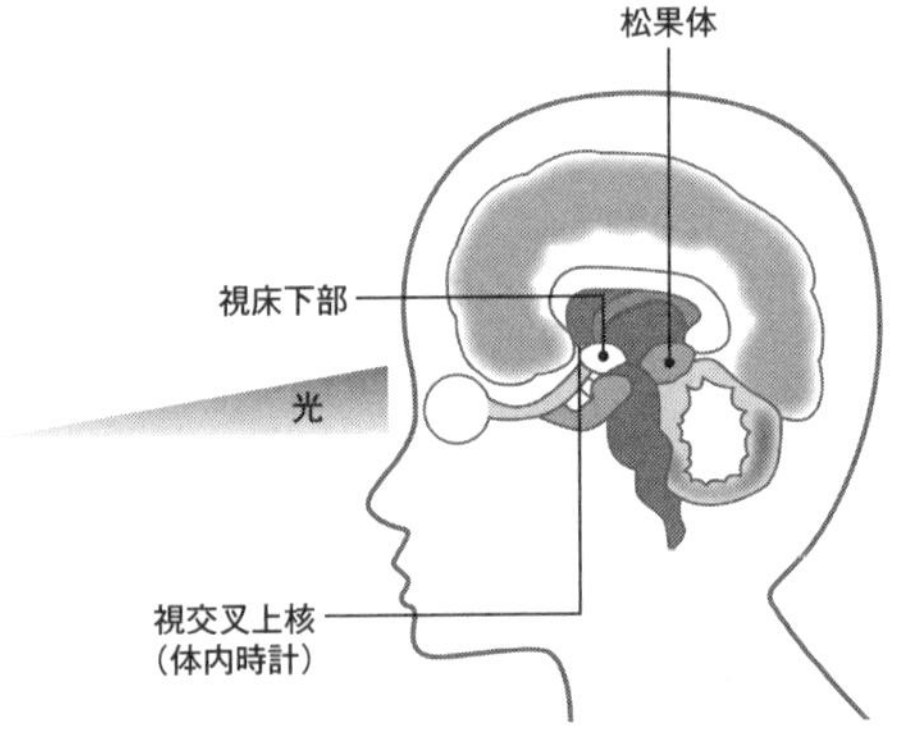

ブルーライトは紫外線に含まれているように昼間の光です。ブルーライトは通常、私たちの目から入って、視床へ入り、松果体からメラトニンというホルモンを出します。このメラトニンは松果体によってセロトニンから生成されるホルモンです。昼間のセロトニンと夜間のメラトニンが好循環であることが重要です。

しかし一日中スマホを見たり、テレビ、LEDを見ていたりすると夜でも体は昼間の光が入っていると認識してしまいます。そのため、私たちの体内リズムが壊れてしまうのです。

本来夕方から増えてくるメラトニンが増えず、不眠を引き起こします。睡眠は人間にとって非常に大事なものですが、質のよい睡眠が取れない結果、体の不調を招きます。

また、ブルーライトは目に活性酸素（フリーラジカル）を作り、視力低下や眼精疲労を引き起こします。加えて、目と脳は非常に関連が強く、目から肩こり、頭痛、集中力の欠如などが起こります。

さらに、メラトニンは強力な抗酸化作用を持ち、デジタル毒から守ってくれる働きもあるのですが、ブルーライトはその分泌を抑えてしまうため悪循環を引き起こすのです。

メラトニンを生成しているセロトニンは「幸福ホルモン」と言われ、食欲や代謝、うつ病とも関係しています。メラトニンが増えないということはセロトニンに影響しているということなので、うつ病が重症の場合には自殺の潜在的な原因となり、特に若年層の自殺とも関与しているのではないかという研究結果や報告もあります。

ただし、このブルーライトは皮膚にとっては治療にも使われることがあります。そのため一概に、人体に悪い影響を与えるだけのものでもないのです。ですから、夜間に近くで見るスマホやテレビ、タブレットやゲーム、勉強用のライトやＬＥＤなどのブルーライトが問題なのです。

❸電磁波低周波と高周波

太陽光などの自然光は、波が振動する方向や強さは不規則ですが、大体同じエネルギーです。しかし、人工的な電磁波は山や谷で電波の強度が増し、人間や動物の細胞の電気化学的バランスを崩します。このような電気刺激を引き起こすのは４Ｇの高周波やマイクロ波だけでなく、家電製品や送電線から発生する超低周波にも様々な害があることがわかっています。

低周波の害については多くの論文が出ていますが、高周波は４Ｇの歴史が浅いこともあり、まだ多くのエビデンスがありません。ただ高周波も状況から推察すれば同様の影響がある可能性が高いです。詳しく見ていきましょう。

●ホルモンへの影響

まず、デジタル毒はホルモンとの関連が指摘されています。

デジタル毒にさらされると、血中のコルチゾルという副腎皮質ホルモンが上昇します。そのため血糖が上がりやすくなり、糖尿病発症のリスクが高くなることがわかっています。後述しますが、デジタル毒は体内の酸化ストレスも上げるため、酸化ストレスに弱い膵臓がダメージを受け、さらに糖尿病のリスクも高くなります。

また、糖尿病の発症までいかなくても、糖尿病の手前の段階の境界型糖尿病や反応性低血糖、耐糖能異常など血糖のコントロールの悪化により、様々な症状を引き起こします。

●自律神経の乱れ　●急激な眠気　●空腹時のイライラや手の震え　●不安感や緊張感　●腹痛
●気分の変動　●抑うつ　●不眠　●免疫の低下

などが主な症状です。

その他にも性ホルモンや甲状腺ホルモンなどへも影響があることがわかっています。そのため、

●性欲減退　●不妊　●月経不順
●月経困難症　●子宮内膜症や卵巣嚢腫
●月経前症候群　●疲労　●皮膚の乾燥
●むくみ　●温度差に敏感・弱い
●集中力の低下

なども認められることがあります。

●生殖器への影響

ホルモンを介してだけでなく、生殖

■ホルモンの分泌

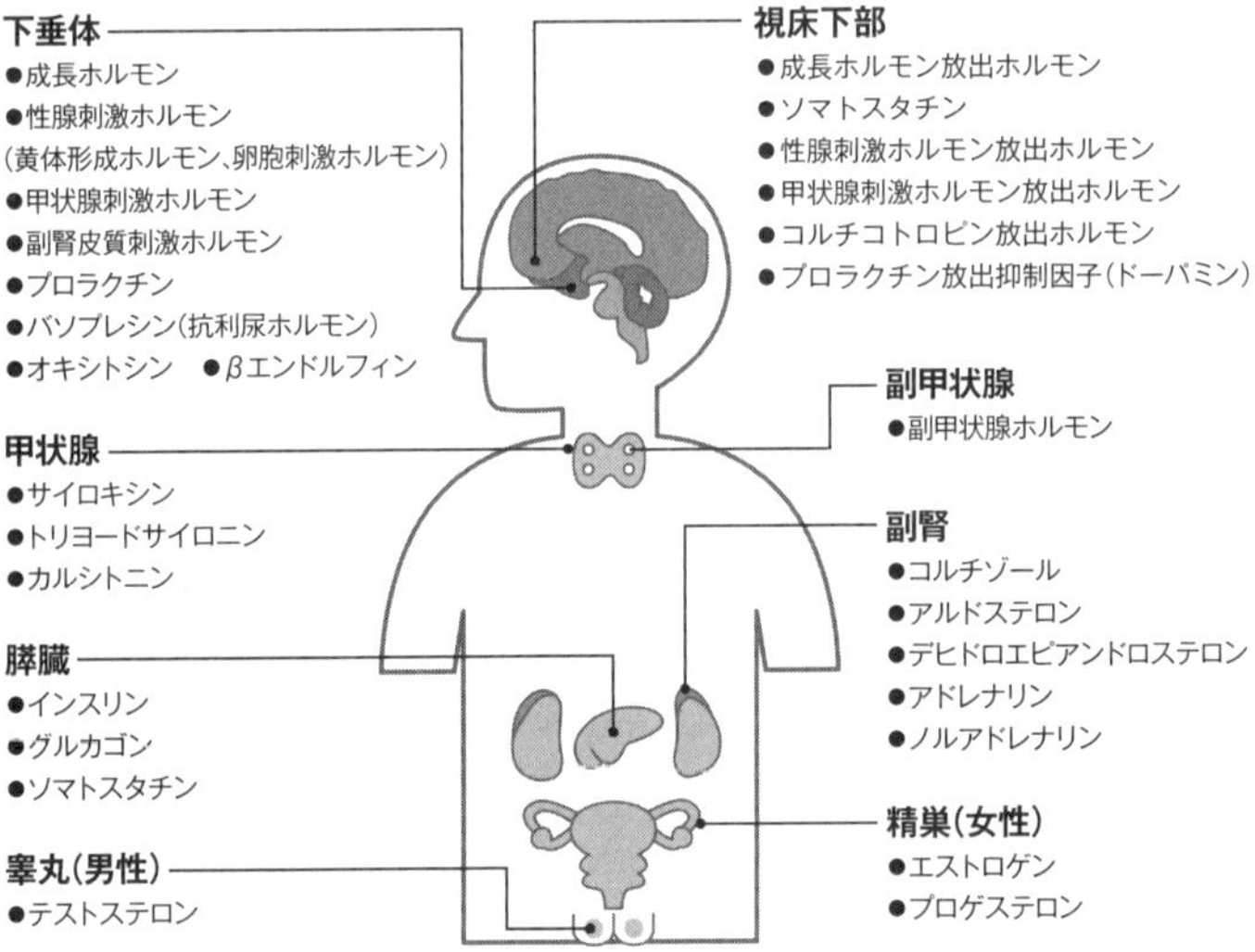

器（卵巣、精巣、子宮、卵子、精子など）への直接の影響もわかっています。

精子の数の減少、質への影響（精子細胞のDNA損傷）、卵子の数と質への影響が報告されています。さらに、不妊や流産の原因となっている可能性も示唆されています。

また、このような精子の質の問題（今現在、急激に増えつつある男性不妊症についてのアメリカやオーストラリアなどで発表されたデータはますます深刻なものとなっています）などにより発達障害の子どもたちの発生率の上昇との関連が指摘されているのです。

この精子・卵子という妊娠前の段階だけでなく、妊娠中の女性のスマホの使用時間やデジタル毒にさらされた時間の長さによって発達障害や自閉症の発生率に違いがあることも報告されています。

細胞分裂の頻度が高いものに対する影響が強いので、成長期の子どもは影響を受けやすいため極力避けなければならないということが、容易に想像できると思います。また胎児と乳幼児は成人より水分が多いので、健康被害を受けるリスクが高まります。つまり赤ん坊（乳幼児）や妊婦、精子・卵子などは非常に影響を受けやすいのです。

私たちの免疫をつかさどる免疫細胞や、体の様々な細胞を作り出す幹細胞も影響を受けやすい細胞です。そのためアレルギーや自己免疫疾患などとの関連も報告されています。

■神経細胞（ニューロン）

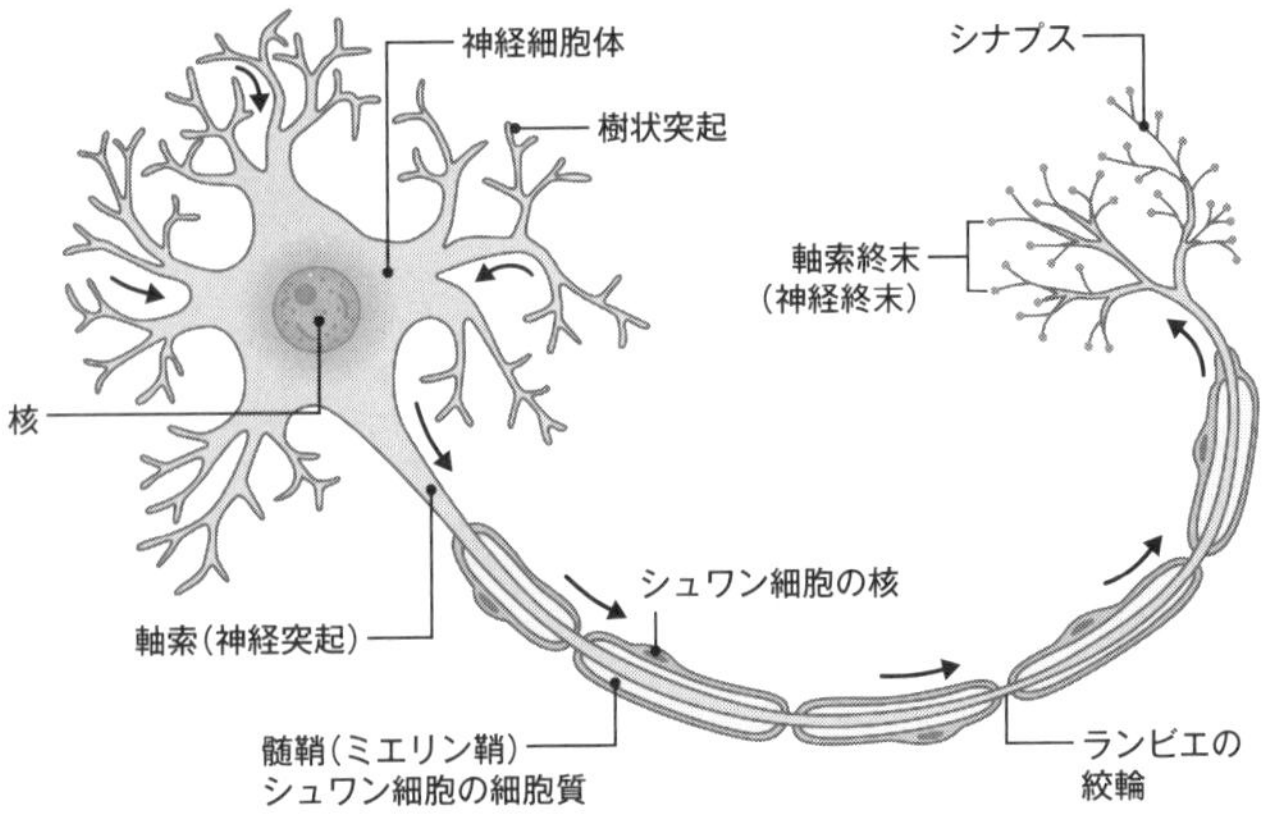

●電気信号によって動いている細胞への影響

前述したようにデジタル毒は人間の生体電気と生体磁気を狂わせます。つまり、すべての細胞に影響を与えるということです。特に、心筋細胞への影響による不整脈を引き起こしたり、脳ではてんかんを引き起こしやすくします。

脳はお互いにシナプスと言われる神経の末端で情報をやり取りし、電気信号の交信を神経細胞の軸索というところで行っています。また、血液脳関門（血液と脳を包んで保護する液体の組成を制御する機構）にダメージを与えることもわかっています。脳を物理的損傷から守る働きをするこの血液脳関門の決壊は極めて危険で、短期のばく露でも損傷が起きるとされています。

そして、発達の段階でデジタル毒にさらされることにより自閉症や発達障害、ADHDなどが起こる可能性は否定できません。

さらに、神経伝達の電気信号は筋肉の収縮にも関連しているので、筋力が低下したりもします。

加えて、早期アルツハイマー病や認知症などへの影響として、デジタル毒は細胞内のカルシウム濃度を上げ、その結果アミロイドタンパクというアルツハイマーのとき脳に蓄積されるというタンパクが増加したり、炎症性疾患の原因となるNFκβ（炎症反応を起こす転写因子）が活性化したりするとされています。これにより神経変性疾患（アルツハイマー病、認知症、パーキンソン病、多発性硬化症、ALSなど）との関連が示唆されているのです。

先ほども少し触れましたが、欧米の研究では、高レベルの電磁波ばく露下で職業に従事する人は、神経変性疾患であるアルツハイマー病や筋萎縮性側索硬化症（ALS）、パーキンソン病などの発症リスクが2倍～4倍という研究結果もあります。

●細胞内のDNAへの障害

遺伝子への影響による様々ながんとの関連も示唆されています。

ヨーロッパなどで、いくつもの症例が報告されエビデンスとして明らかになっているのは、白血病、脳腫瘍です。ヨーロッパのある研究所による「送電線の電磁波強度により、白血病と脳腫瘍リスクが6倍増える」というデータもあります。また、詳しくは後述しますが、デジタル毒はがんへの影響が強いと言われている活性酸素（フリーラジカル）を増やす作用があり、白血病や脳腫瘍以外の様々ながんとの関連も考えられるのです。

第3章

デジタル毒の悪影響を引き起こすメカニズム

この章では、デジタル毒がどのように人体に悪影響を引き起こすのか、その詳細なメカニズムを見ていきましょう。

これから説明する症状や疾患との関連のメカニズムは徐々に明らかになってきています。

◉入り口は眼と皮膚

皮膚の「汗腺」という汗の管はらせん状をしているのですが、汗の管に限らずらせん状のものは電磁波の影響を受けやすいことがわかっています。

小学校の理科で電球や磁場の勉強をしたときにコイル状の装置を見たことがあるのではないでしょうか。つまり、らせん状のものは電磁波をキャッチしやすいのです。

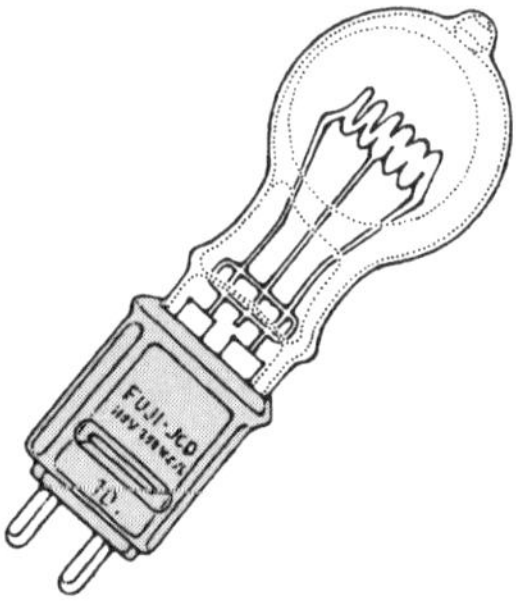

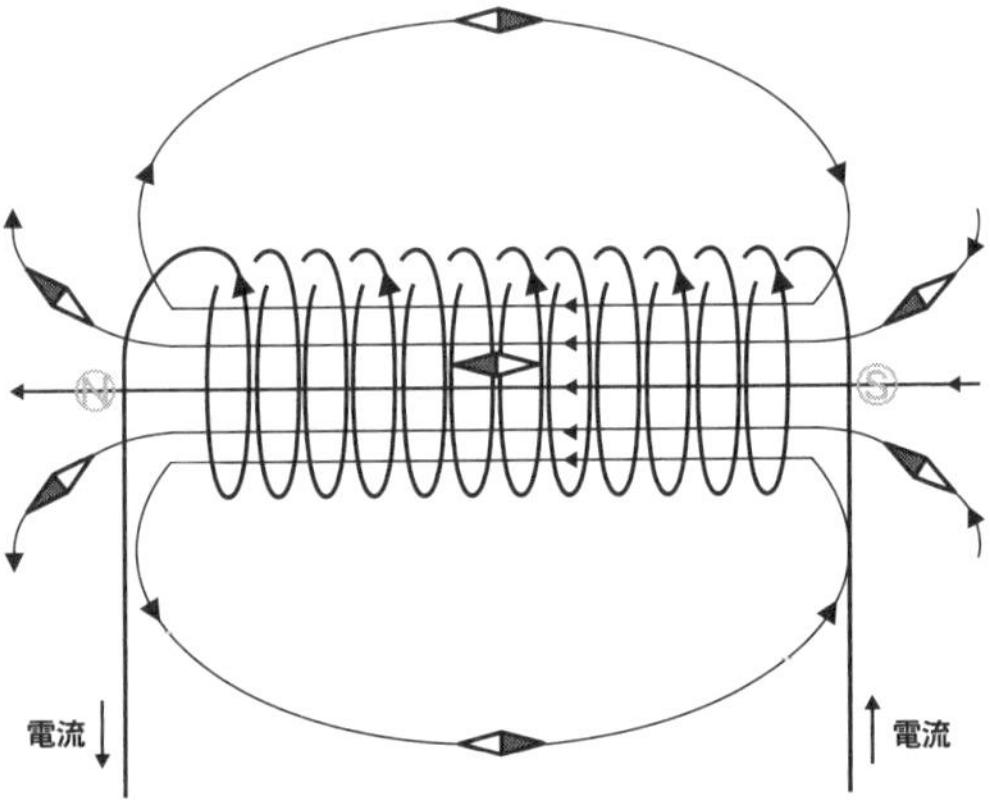

近年の研究で、汗腺がアンテナとなり受容体の働きをして、電磁波をキャッチすることがわかりました。この汗腺はらせん状ですので、コイルのような役割をするのです。

研究によれば、5Gの場合だいたい皮膚の0・04㎜の深さまで侵入することがわかっています。そして、表層だけでなくそこから信号が送られ、体の中までデジタル毒の影響を受けることになるのです。また、ケラチノサイトという表皮の細胞も、温度・圧力（機械刺激、気圧など）、電位・光（紫外線、可視光線、赤外線）、音波、様々な化学刺激に対する受容体であることがわかってきました（70ページ参照）。

皮膚にはこれらに加え、コルチゾル、オキシトシン、βエンドルフィン、一酸化窒素、ドーパミンなど情報伝達物質を合成し、放出する機能もあります。このように見ていくと、皮膚は、大切な外部環境からの知覚器官ということがわかります。

つまり、皮膚は単なるバリア機能だけではなく、外部環境からの情報をキャッチし、情報処理をし、全身に知らせ、生理や情動に反応する重要な機能を持つ、言わば動物でいう「体毛」の役割をしているのです。

嫌なものが近付いたときに鳥肌が立つことがあります。これもアンテナと同じですね。腸が第二の脳なら、皮膚は第三の脳とも言える存在なのです。

■皮膚の構造

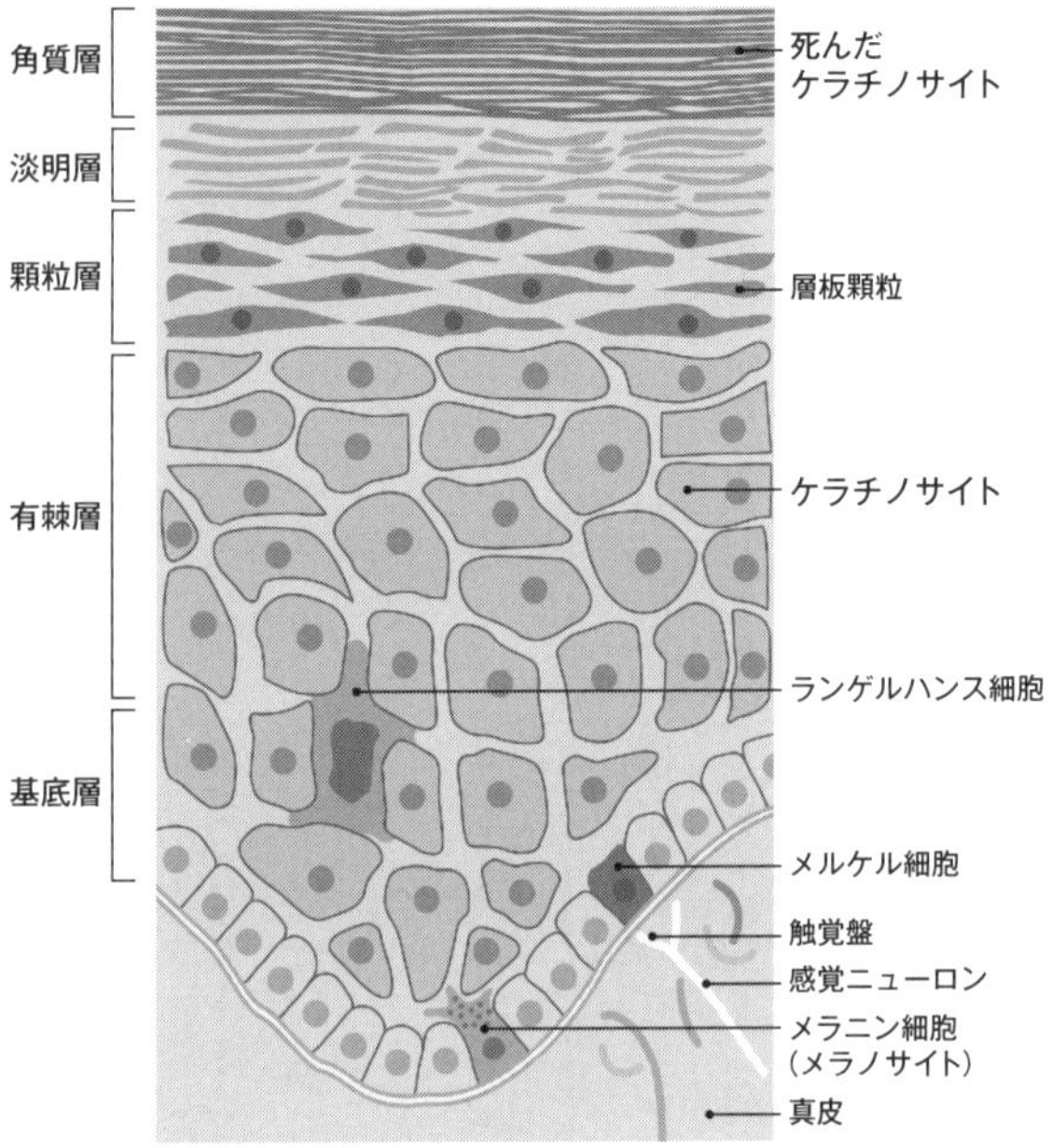
角質層
淡明層
顆粒層
有棘層
基底層
死んだ
ケラチノサイト
層板顆粒
ケラチノサイト
ランゲルハンス細胞
メルケル細胞
触覚盤
感覚ニューロン
メラニン細胞
(メラノサイト)
真皮

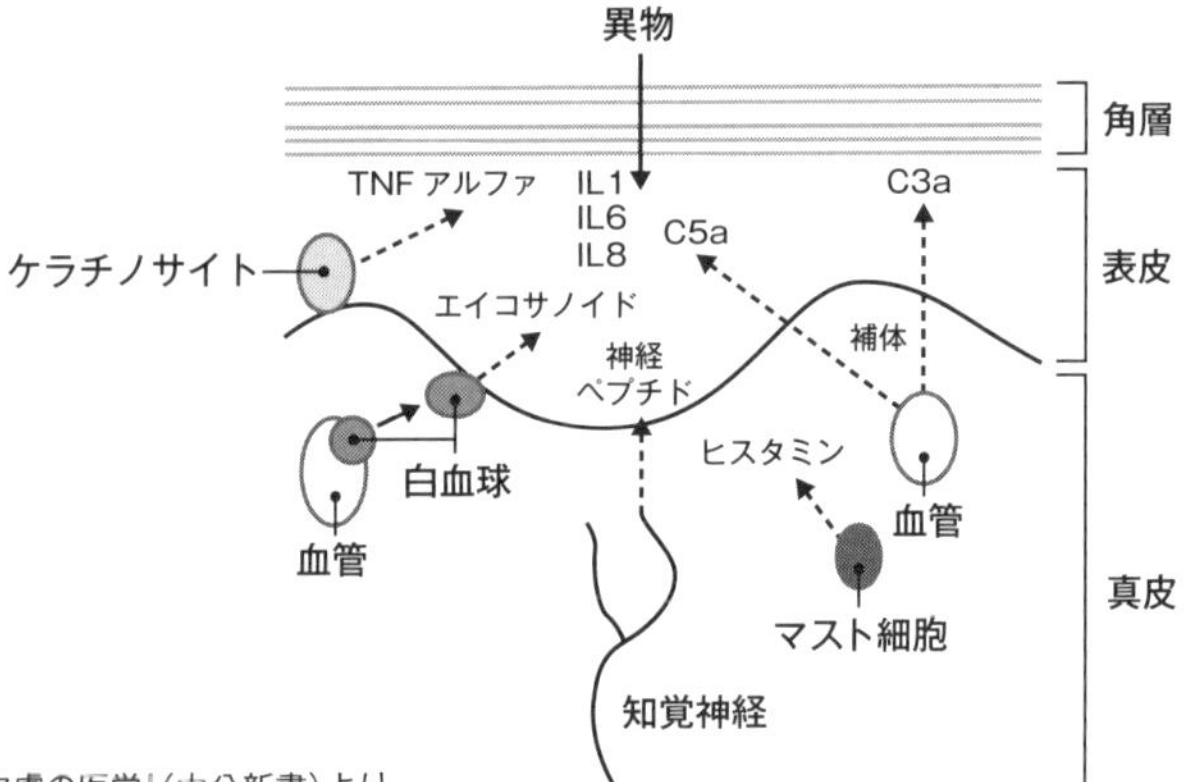
異物
角層
TNF アルファ
IL1
IL6
IL8
C5a
C3a
表皮
ケラチノサイト
エイコサノイド
補体
神経
ペプチド
白血球
ヒスタミン
血管
血管
真皮
マスト細胞
知覚神経

『皮膚の医学』(中公新書)より

もちろん眼も光をキャッチする受容体がありますので、デジタル毒を受け取るのですが、近年、皮膚全体で電磁波を受信することがわかってきたのです。

◉細胞に与える影響（カルシウムチャンネル）

ＶＧＣＣｓという細胞表面に存在するカルシウムを出し入れするチャンネルがあります。そのチャンネルは通常必要なときしか開かないようになっているのですが、デジタル毒にさらされるとずっと開きっぱなしになり、細胞の中にカルシウムが入ってきて、細胞内のカルシウム濃度が上がるとされています。

これは人や動物だけでなく植物にもあり、名前はＴＰＣチャンネルといいます。植物は虫から身を守るためにテルペンという物質を作るのですが、これらが過剰にできてしまったりします。このことからデジタル毒は人だけでなく、動物、植物にも影響を与えると言われているのです。

人のケースに戻りますが、神経細胞内のカルシウム濃度は神経細胞の周囲にある樹状細胞の増殖、シナプスの形成、シナプスの変異・消失などに影響します。そのためデジタル毒にさらされて細胞内のカルシウム濃度が上がってしまうと、神経シナプス形成異常が起こるのです。これは認知症、神経変性疾患、発達障害との関連が指摘されています。

さらに、細胞内カルシウム濃度はその他多くの機能――筋肉の収縮、遺伝子の発現、免疫細胞の活性化、細胞の自然死（アポトーシス）に影響しているため様々な症状や疾患に関わります。

デジタル毒の影響は、シナプス形成のトラブルに加え、NMDA受容体という記憶や学習に関わるグルタミン酸受容体を異常に活性化させたり、NOといわれる血管拡張作用や腎臓や神経とも関連を持つ物質の合成トラブルにも関わったりするとされています。

電磁波が VGCCs（カルシウムチャンネル）を活性化させ細胞内のカルシウム濃度を上昇させることによって、フリーラジカル（NO、ペロキシナイトレイト脂質過酸化物、ヒドロキシラジカルなど）が生成される。

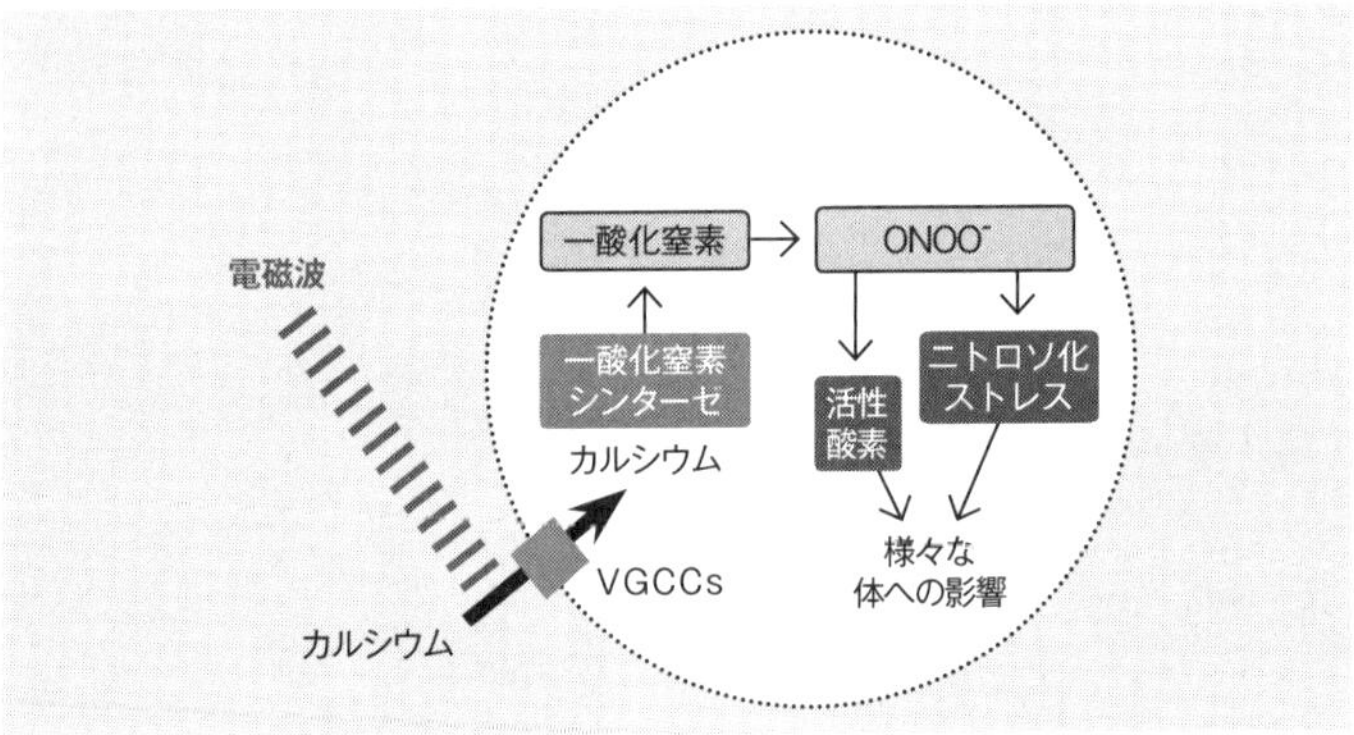

◉アポトーシスの異常

細胞は不要になったり、役目を果たし終えたりすると自然に消えてくれるようにスイッチが入っています。それをアポトーシスといいます。

デジタル毒が先ほどの細胞内カルシウム濃度の上昇と関連し、アポトーシスを過剰にすることによって、必要な細胞数が減少してしまうことがあります。さらに、このアポトーシスがうまくいかないと変性疾患やがんを引き起こします。

◉酸化ストレス（活性酸素《フリーラジカル》の増加）

デジタル毒は活性酸素（フリーラジカル）を産生します。デジタル毒にばく露すると、それを免疫機能が異物と認識してしまうのです。特にペルオキシ亜硝酸（$ONOO^-$）という活性酸素との関連が報告されています。

活性酸素は多様な疾患との関連が示唆され、特に心血管系疾患、痴呆・パーキンソン病、炎症・がん、早期の老化（しみ・しわ、筋萎縮性側索硬化症（ALS）、てんかん、気管支喘息、虚血性心疾患・不整脈、萎縮性粘膜障害、腎不全など）、疲労などの疾患が認められます。さらに、この活性酸素（フリーラジカル）は精子や卵子などの次世代への影響も与え、これらのＤＮＡを変化させます。生まれてくる子たちのＤＮＡを変化・変異させてしまうため、次世代の子たちの病気が増えてくることになります。

◉炎症の惹起

デジタル毒を受けることによって、人体にＮＦκβ（炎症反応を起こす転写因子）という物質を増やすことがわかっています。他にもIL（インターロイキン）-1、IL-6、ＩＦＮ（インターフェロン）など細胞から出るサイトカインという炎症を引き起こし、コントロールする物質との関連も指摘されています。

今、多くの慢性的な疾患は体内の慢性的な炎症との関わりがあることがわかっています。また成長期や重要な分裂期に体内が炎症にさらされると正しく成長しなかったり、異常な細胞反応が起こってしまったりします。

前述したように、血液脳関門という有害物質が脳に届かないようにする関門があるのですが、デジタル毒による活性酸素（フリーラジカル）、炎症の惹起によりその関門が壊され、様々なものを通過させてしまうと言われています。

そのため脳の中に炎症が広がり、異常な物質が沈着、反応を起こしてしまうのです。

現在、長引きがちな多くの不調は、脳の炎症が関連していることがわかっています。

いくら食事に気を付けてもよくならない胃腸障害、休んでも休んでも体の疲労が取れない慢性疲労症候群、脳の誤作動による慢性疼痛など、挙げたらキリがないくらい全身の慢性炎症の問題が取り沙汰されているのです。

◉遺伝子への影響

電磁波と発がんの関連が世界的に指摘されています。WHOが2002年には0〜300Hzの超低周波電磁場を、2011年には3MHz〜300MHzの無線周波数電磁場も発がん物質と認定しました。遺伝子エラーが発がんの主な原因だということはもう皆さんご存知だと思います。

デジタル毒のばく露により細胞内DNA障害、遺伝子変異、染色体の構造、DNA修復障害などが起こることがわかっています。ただし、細胞毎に反応する周波数が違います。

つまり、低周波に反応する細胞と高周波に反応する細胞は違うということであり、すべての周波数帯の電磁波が遺伝子に影響を与えてしまうのです。

それは、DNAの形状がコンパクトなコイル状のフラクタル（自己相似性）パターンにまとまるため、電動性がよく、電磁放射に対して著しく敏感だからです。

また、発がんは活性酸素（フリーラジカル）でも引き起こされますし、後述するミトコンドリア障害とも関連していることが指摘されています。

◉ミトコンドリアの代謝障害

ミトコンドリアとは細胞内に存在して人のエネルギーを産生する重要な器官です。ヒトは2種類のDNAを持っていますが、一つは細胞の核内にあるDNAともう一つはこのミトコンドリア内に存在する核です。

ミトコンドリアがうまく働いてくれないとエネルギーが作れません。デジタル毒はこのミトコンドリアの代謝を阻害してしまうので、見た目の年齢（核の年齢）と内臓の年齢（ミトコンドリアの年齢）に差が出て、早期老化や若年のがんが起こってしまうのです。

さらに疲れやすい、エネルギーの欠如、落ち着かないなどの症状がある慢性疲労症候群とも関連します。なぜなら、ミトコンドリアが多く存在する臓器は肝臓、腎臓、筋肉、脳などのためそれらの機能もうまく働かなくなるからです。

これらの臓器の機能が低下すると、体に入ってきた有害物質をうまく排泄できず、たまった有害物質が各臓器の代謝を阻害します。また筋肉などをうまく動かせないため、運動や呼吸がしっかりできません。そして自律神経の乱れを引き起こし、細胞を酸欠状態にし、代謝物が蓄積し、一番の司令塔である脳の働きがうまくいかなくなるのです。

脳がうまく働かないということは、体も感情もコントロールがうまくいかなくなるということです。神経伝達物質（感情を左右する脳内物質）への影響も認められているので、なおさらです。

メカニズムは解明されていませんが、このようにデジタル毒が脳の前頭葉の血流を下げることがわかっています。前頭葉は脳の中でも司令塔の役目をします。性格や思考、創造性を担う最高中枢とも言われており、この機能が低下すると頭がボーッとして、集中できなかったり、記憶が保てないなどの症状が起こります。イライラし、キレやすくなることもあります。

◉腸内細菌叢への影響

腸内細菌叢（腸内フローラ）はとても大切です。

デジタル毒は植物にも影響があることがわかっていますが、植物と代謝過程や遺伝子構造に似たところがある細菌などの腸内細菌叢へも大きな影響があるのです。

腸内細菌叢は善玉菌2割、悪玉菌1割と日和見菌7割が存在していて、バランスを取っていると言われています。その一部として真菌（カビ）が存在するのですが、その比率は1％程度で調和が取れています。ただ電磁波存在下ではカビが成長し、増えることがわかっています。つまり、デジタル毒の影響が強いと腸カビも増えることがあります。前述したように腸内のカビは1％程度であれば悪さをせず、むしろ有用な働きをしてくれます。しかし、1％を超えて増殖すると体にとても悪影響を与えてしまうのです。

カビは多くの代謝物を作ります。お酒を造るときもカビの一種である酵母が発酵しアルコールを作りますが、同様に腸内でアルコールを生成し、よっぱらったように頭痛や吐き気、ふらつきや感情の起伏の激しさなどを引き起こします。

そして、代謝産物でシュウ酸という物質を作るのですが、シュウ酸はミネラルと結合し排泄するため、シュウ酸が増えすぎるとミネラル不足になったり、先のとがった結晶を作るため、関節痛・腹痛・頭痛など様々な箇所に疼痛を引き起こします。

また、アラビノースという糖の一種を作りタンパクと結合して、変成するため代謝障害を引き起こします。

さらには、カビは発酵するため腸にガスが発生しやすく、お腹が張ったり、便秘・下痢などの腹部症状を起こすことがあります。そして、鼻が詰まったり、耳詰まりや免疫のトラブル、慢性副鼻腔炎の症状や膀胱炎を繰り返すなど、体への影響は多岐にわたります。

ちなみに、キノコをWi-Fiルーターのそばで育てたら通常より5倍大きく育つそうなのです。屋内がデジタル毒の非常に強い環境だと、腸内同様に家の中でのカビを増やすことにもなりかねません。そのためカビが代謝物として作るマイコトキシンと言われるカビ毒を増やすことになるのです。これは人体に様々な有害作用をもたらす毒でミトコンドリア障害（エネルギー代謝障害）を引き起こす原因となります。

日本は湿気の多い国です。もともとはカビとは共存する文化でした。しかし、近年の住宅は気密性をうたい、オール電化が増え、電化製品をふんだんに使い、配線を張り巡らせ、化学物質を多く用いて、結果的にカビの繁殖に加勢してしまっているのです。

当然、住宅のカビの増加も一つの体調不良の原因となります。後述しますが、化学物質過敏症の人は電磁波過敏症でもあるケースが多いです。化学物質に過敏な人は、電磁波にも過敏に反応して症状が出てしまいますが、両者は大変関連があります。そして、その大きな要因の一つが腸カビなのです。腸カビと化学物質、デジタル毒それぞれが悪循環を引き起こします。

カビ自体が感染源やアレルゲンになることもあるのですが、本書で取り扱いたいのは、デジタル毒が有害物質として腸カビを増加させてしまい、そのカビが作る様々な物質（マイコトキシン）が体に影響を与えることがあるということです。カビ自体の健康被害について詳しいことが知りたい方は「『おなかのカビ』が病気の原因だった」（マキノ出版刊）をご覧ください。また、この章末にも簡単にまとめてあります。

◉「デジタル毒はたまっていく」の意味

ここまでデジタル毒が人体へ悪影響を引き起こすメカニズムを紹介してきました。これらの悪影響は、蓄積していきます。

もちろん傷ついた皮膚が次第に元に戻るように、ヒトには自然治癒力が備わっています。デジタル毒もばく露量が少なければ、ヒトの自然修復力や解毒力によって影響を受けずにすみます。しかし再三お話ししているように、今や社会はヒトの自然治癒力を超えたデジタル毒ばく露を受けている環境です。

自然治癒力によって修復される量を超えてしまうと、炎症を引き起こす物質は少しずつ増え続けます。代謝障害を起こしているミトコンドリアの数も同じく、どこかでデトックスしない限り増え続け、そのうち病気となって症状が表れるのです。私はこのように体に蓄積していくダメージを「デジタル毒はたまっていく」と表現しています。

◉デジタル中毒

現代に生きる私たちにとって、メールやSNSはもはや生活の一部となっています。一日に少なくとも数回はスマホやパソコン画面を開いて、それらをチェックしているのではないでしょうか？ しかし、そこには恐ろしい罠が仕掛けられているのです。

かつての機序とは違い、今のデジタル系アプリ（特にSNSやゲーム）は依存させ中毒を起こすシステムがうまく構築されています。

毎日いや、手が空くたび、スマホを手にするたび、パソコンに向かうたびに、SNSやメールをチェックしてしまっている人、もうそれはデジタル中毒かもしれません。

多くのSNSは中毒性を持ちます。薬でもデバイスでも反応が早ければ早いものほど中毒性が高いのです。つまり、賢いデジタルであるほど、反応が速く、中毒性は高くなります。Facebook、インスタグラム、Twitter、TickTockなどは典型的です。

何か記事を投稿するとすぐに「いいね」などのリアクションが返ってきます。「いいね」やコメントなどの賞賛により、快の感情、意欲に関わる神経伝達物質でもあるドーパミンが増え、さらにそれらを求めるために投稿し続け、チェックし続けるのです。また、「いいね」やフォロワー数がデータとして表示されるのも、依存性を高める大きな要素です。薬物中毒やギャンブルにはまりやすい極端な人は報酬欠陥症候群（Reward Deficiency Syndrome）に陥っている場合も多いでしょう。

このような人は通常の生活ではドーパミンが出てこずにギャンブルやドラッグなどの刺激でないと快感が得られません。これは高速なデジタルの刺激と似ているので、それらについてもとてもはまりやすいのです。

さらに暴力的な行為は、向精神薬服用者と、テレビやゲーム機でバイオレンスなゲームをしたり、プログラムを見ている人に多いとの報告もあります。向精神薬や暴力的なゲームなどは人から情緒を奪い、無感情に近づけます。それが犯罪に結びつく危険性が指摘されているのです。

デジタル中毒に陥ると長時間デジタル毒にばく露する日常を作り出してしまいます。そのような日常を送った場合、脳へのダメージは計り知れません。血流の低下、神経細胞への問題、シナプス形成のトラブル、ホルモンバランスの異常、ＮＭＤＡ受容体への影響など多様なダメージが考えられます。

そして、中毒になってしまうとやめるのは本当に大変で、さらなるデジタル毒にさらされ、脳を壊し、人間性を壊すのです。

日本小児科学会では子どもに対してデジタルに接する時間を制限しています。そして子どもへの悪影響を以下のように指摘しています。

①体力の低下　②睡眠不足　③視力低下　④学力低下　⑤コミュニケーション能力低下
⑥脳機能へのダメージ

まだまだ脳が完全に形成されておらず、防衛機能も未熟な子どもは自制がきかないため、よりいっそう依存や影響を受けやすいのです。

長時間ばく露することは今の状況を悪化させるというリスクもありますが、将来の多くの問題とも関連していきます。WHOもゲームをやめられないという、このデジタルゲームの中毒によるトラブルに「ゲーム障害」という病名をつけました。「ネトゲ廃人」という言葉もあり、SNSやゲームへの過度な依存が害になるという認識は広がりつつあります。しかし、そこには二重の害が存在していて、デジタル毒による健康被害という側面もあることを念頭に置いてもらえたらと思います。

❖健康に悪影響を与えるカビ

先ほど、説明した通り、デジタル毒は体に有害なカビを増やしてしまいます。

カビは、日常的に食事や呼吸によって体に入ってきますが、極力その量を少なくすることにより、健康への悪影響を減らすことができます。

ここでは、カビが生えやすい食品や、カビの毒性についてもう少し詳しく説明します。

カビが生えやすい食品はパンや果物、ナッツ類です。

また多くの有毒なカビが住環境に存在します。湿気を多く含む場所、換気の悪い場所や水場、冷蔵庫の裏などです。

特にスタチボトリス属の黒カビは、呼吸器症状（咳、労作時呼吸困難、胸部絞扼感、喘息様症状など）が見られます。洗濯機槽のお掃除や消毒も忘れずに。

これらの毒（マイコトキシン）は、DNA、RNAと結合し、細胞のサイクルを止め、細胞分裂を障害し、ミトコンドリア機能障害、タンパク合成阻害、活性酸素（フリーラジカル）の発生、細胞膜の障害、透過性の亢進、免疫刺激・

カビの種類	毒のタイプ
アスペルギルス ペニシロイデス	アフラトキシン、 オクラトキシン
アスペルギルス ヴァーシカラー	カエトキシン
カエトミニウム グロボシアン	デオキシニバリノール、 T2トキシン
スタチボトリス カルタルム	T2トキシン、 スタラトキシンH
ワレミア セビ	ワレミノール(41)

特に発生しやすいものベスト10

- トウモロコシ・コーヒー（フモニシン・アフラトキシン発がん性、ゼアラレノン・オクラトキシン女性ホルモン様作用）
- 小麦（アフラトキシン）
- 大麦　●砂糖　●ピーナッツ
- アルコール
（サッカロマイシン動脈硬化や糖尿病）
- ソルガム　●コットンシード
- チーズ　●抗生物質

■マイコトキシンでの健康被害

肝障害、肝がん	アフラトキシン
免疫異常	アフラトキシン、トリコテセン、オクラトキシン
腎障害	オフラトキシンB、トリクロテセン、フモニシン
呼吸器障害	アフラトキシン
副鼻腔炎	アフラトキシン
皮膚障害	トリコテセン
食道がん	フモニシン
早熟性乳房発育症・恥毛などの第2次性徴	ゼアラロン
血管攣縮	エルゴット
造血	アフラトキシン、トリコテセン
催奇形性	アフラトキシンB、オクラトキシンA、ルブラトキシンB、T-2トキシン、ゼアラレノン
神経毒	DON、フモネシン、ペニトレムA
脳軟化、運動失調、顔面神経麻痺、頭部圧迫感、小脳性めまい	フモネシン
てんかん、運動失調、麻痺	エルゴット
副交感神経活性	スラフミン、メタボライト
嘔吐、味覚異常	DON
ふらつき	ペニトレムA
振戦、不随意運動、複視、嘔気、嘔吐	トレモルゲン
発がん性	アフラトキシン、ステリグマトサイトシン、オクラトキシンA、フモネシン、パツリン

抑制、炎症を引き起こすなどが報告されています。

食べ物からのカビ毒（マイコトキシン）は、加熱100度以上しても消えません。せっかく農薬を避けようと、無農薬やオーガニックの食材を買っていても、カビ毒に汚染されてしまっては意味がありません。無農薬やオーガニック食材は防腐剤など使っていないので、カビが生えやすいのです。保管をきちんとして、早めにいただきましょう。

このように、デジタル毒の影響によって増えるマイコトキシンと多くの身体障害の関係が指摘されています。

近年、増加している慢性疾患で原因がよくわかっていないものとも関連している可能性があります。

もし皆さんが、体調不良で病院に行っても、原因がわからないと言われた場合、デジタル毒やカビ毒といった日常生活であまり意識していない毒が複合することにより、原因不明の疾患を起こしている可能性があります。

その他にマイコトキシンとの関連が指摘されている疾患として報告されているのは、慢性疲労症候群や線維筋痛症、多発性硬化症、パーキンソン病、ＡＬＳ、認知症、自己免疫疾患、がんです。

このマイコトキシンによって示される症状と、様々な慢性疾患との間には共通点が多くあります。両者ともに、カビにさらされると症状が悪化（カビだけでなく、酵母や食菌でも悪化すること あり）、病名は違っても症状が類似している（例えば疲労感など）、神経症状を示す（しびれやめまい）、内分泌の異常、免疫障害、活性酸素、ミトコンドリア障害などです。これらの症状は実は、化学物質のばく露によって生じる症状とも似ているのです。

また、カビがいる環境ということは、日当たりが悪く、風通しが悪いということです。

■風通しのよい家

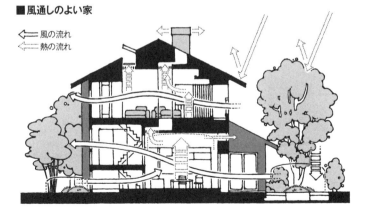

つまり、酸素濃度が低く、湿気が多く、微生物が発生しやすいとも言えます。マイコトキシン以外の害も考えられるのです。

まず、食べ物は鮮度や保存状態に十分注意すること。また安易に抗生物質を取ってしまうと、体内でカビが生存しやすくなります。抗生物質を取っていれば『菌』を殺してくれるのだから問題ない、と思う人もいらっしゃるかもしれませんね。ですが、それは間違いです。抗生物質は細菌しか殺せないのです。カビは細菌ではなく真菌のため、抗生物質では殺せません。また抗生物質は病気の原因になっているものにのみ効果があるわけではなく、必要な常在菌をも攻撃し、結果バランスを崩して、重大な病気になるケースも少なくないからです。カビ毒や菌が多く発生するような腸内環境を作らないことが大切です。

住環境や掃除など湿気の多い日本では特に注意が必要です。古い家屋は風通しがいいように作られていましたが、現在の住宅は気密性に優れ、その分カビなどが増えやすい環境だとも言えるでしょう。衣類や食器は湿気や濡れた状態にしたまま保管したりせずに、十分注意を払うようにしましょう。

■カビが増えやすい場所

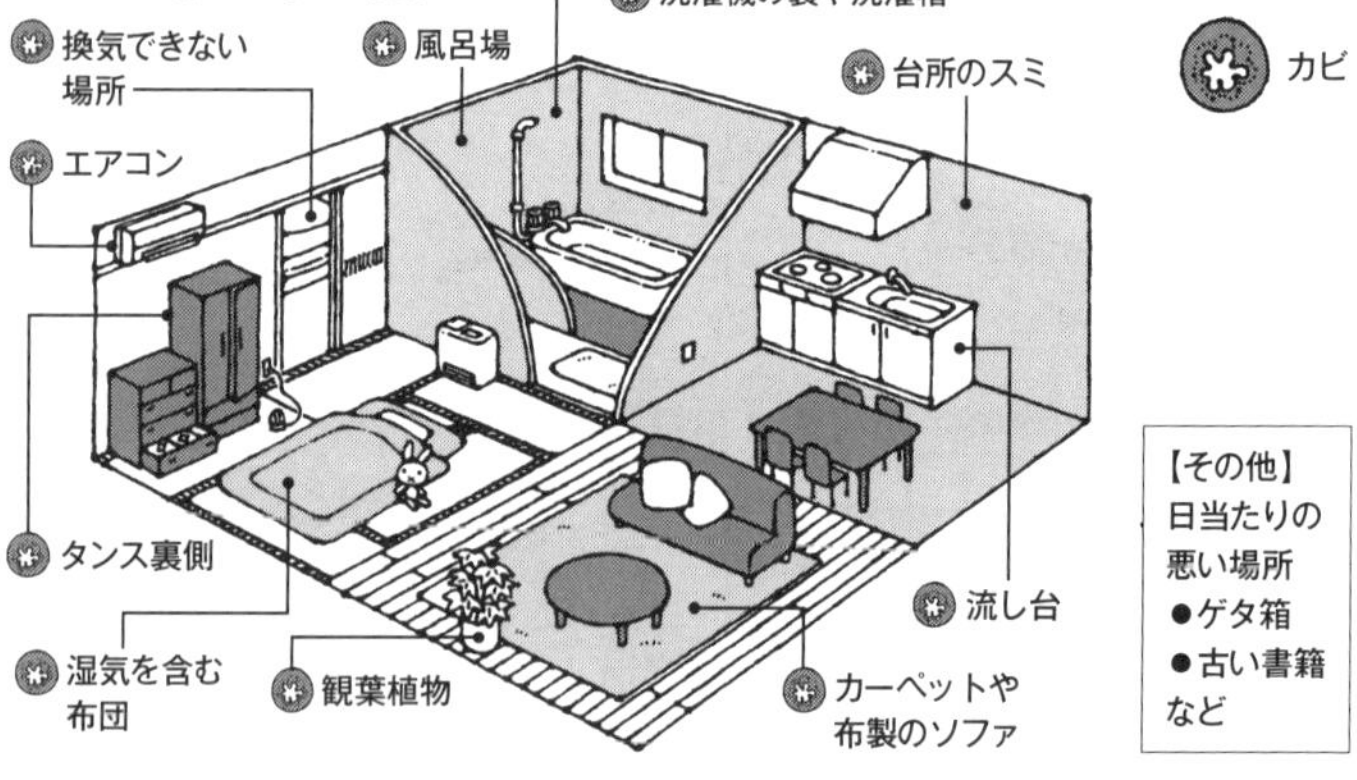

第4章

対処法
まずはデジタル毒を極力避ける

●デジタル毒対策

これまで、デジタル毒とは何かということについてお話しさせていただきました。それでは今症状のある人、病気のある人、将来の病気を作らないためにどのようにしていけばいいのでしょう。その対処法を説明していきます。まず、最初に取り組んでもらいたいのは「ばく露量を減らす」です。

まだ自覚症状のない人が、予防のために行う場合は、できる範囲でやっていただくだけでかまいません。今症状がある、病気が実際にある人はしっかりと実践することをおすすめします。

具体的に見ていきましょう。

1 ばく露量を最小限にする

まず一番安全に簡単に手軽にばく露量を減らす方法です。

①Ｗｉ－Ｆｉルーターを夜は最低でも切る。ワイヤレスインターネットは使わず、できるだけ有線の光ファイバーやＬＡＮを使う。

②携帯電話をなるべく安全に使用する。ハンズフリーを使う。ブルートゥース機能は使わない。寝るときや普段もできるだけ飛行機モードにする。自宅の有線の電話を優先的に使う。ポケットに直接入れない。最新式のものに飛びつかない。カバーなどでノイズを解消する電磁波対策グッズを使用してみる。

③デバイス等はなるべく有線に切り替えたり、新しく購入するときは有線のものにする。キーボード、マウス、プリンターなどなるべく周辺機器も有線へ。

④ベイビーモニターやペットモニターは使わず弱い者への配慮をする。使ってないコンセントは抜く。こまめに電源を切る。ブレーカーも夜間使用していないものは切る。寝具で電磁波を発生させるもの（スプリング式のベッドや金属を使用しているベッド）は使わない。電磁波を解消してくれるものなどがあれば使用可。

⑤できるだけ自宅を安全にするためＬＥＤやスピードモーター、蛍光灯、スマートメーターなどの使用は控える。測定器を使ったり、方位磁石を使って屋内の数値を測定してみる。

⑥可能であれば４Ｇや５Ｇから身を守る。４Ｇや５Ｇのアンテナをできるだけ避けたり、自宅に

植物を多く置いてみたり、体に金属を身に着けない、などを実践してみる。

これらを丁寧に実践するためには、まず、自宅全体の状況を知ることが大切です。

そして、どういうものからデジタル毒が出ているのかを知ることです。

そのために自宅を見渡してみて、見取り図を描いてみましょう。

電化製品、配電盤の位置、Wi

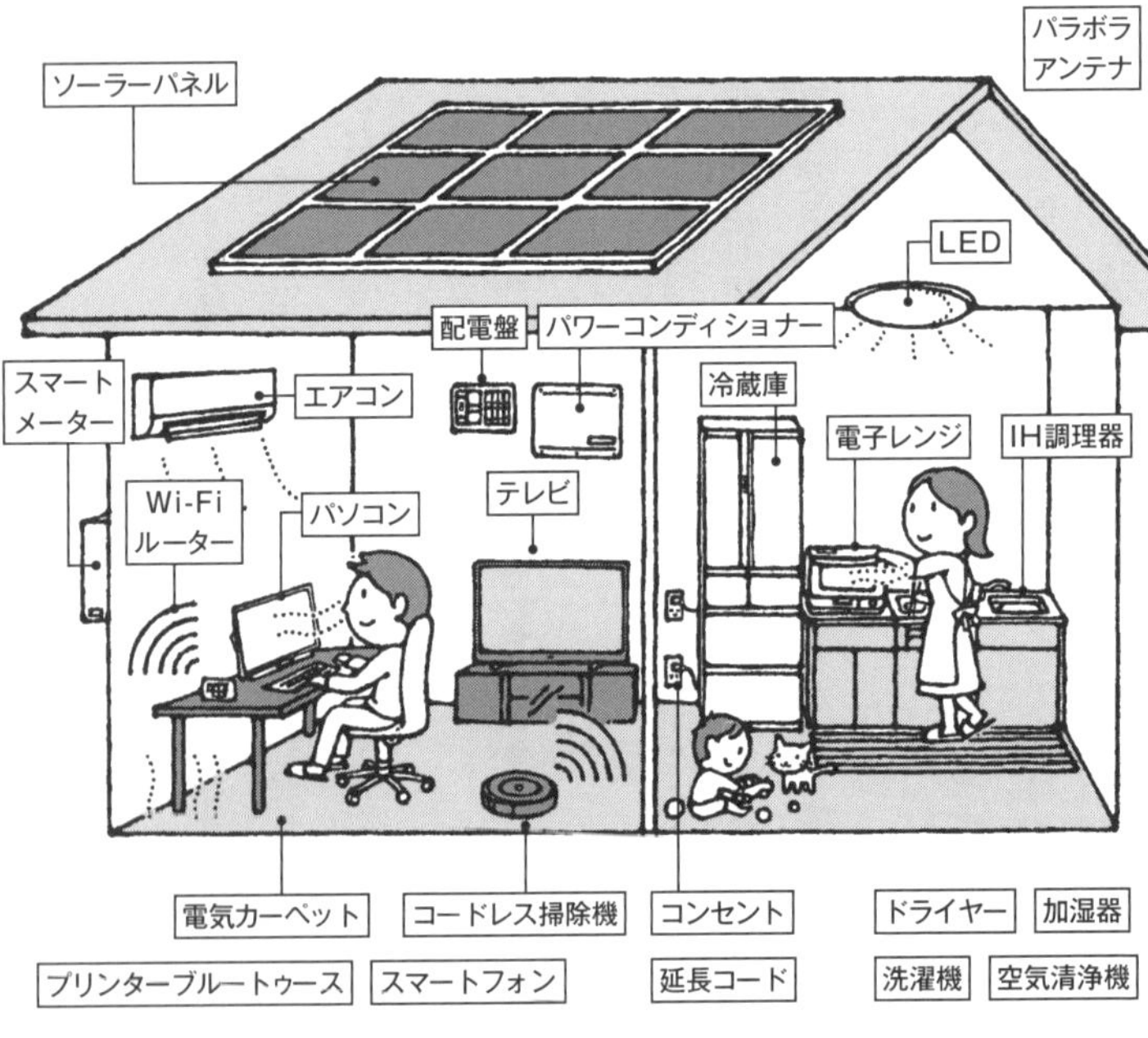

－Fｉの状態、携帯電話やパソコン機器、コンセントの把握、自宅がソーラーパネルか、変電器があるか、スマートメーターか、車はハイブリッドか、自宅周辺の高圧送電線、電力会社の変電所、携帯のアンテナの位置、近くの会社のモーターなど、マンションであれば3階より上の高層階か、エレベーターや電気室の近くや上の部屋ではないかなどを把握することです。

本当に正確に電磁測量を行いたい場合、電磁波の測定器もありま

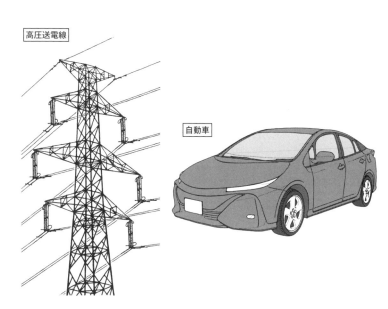

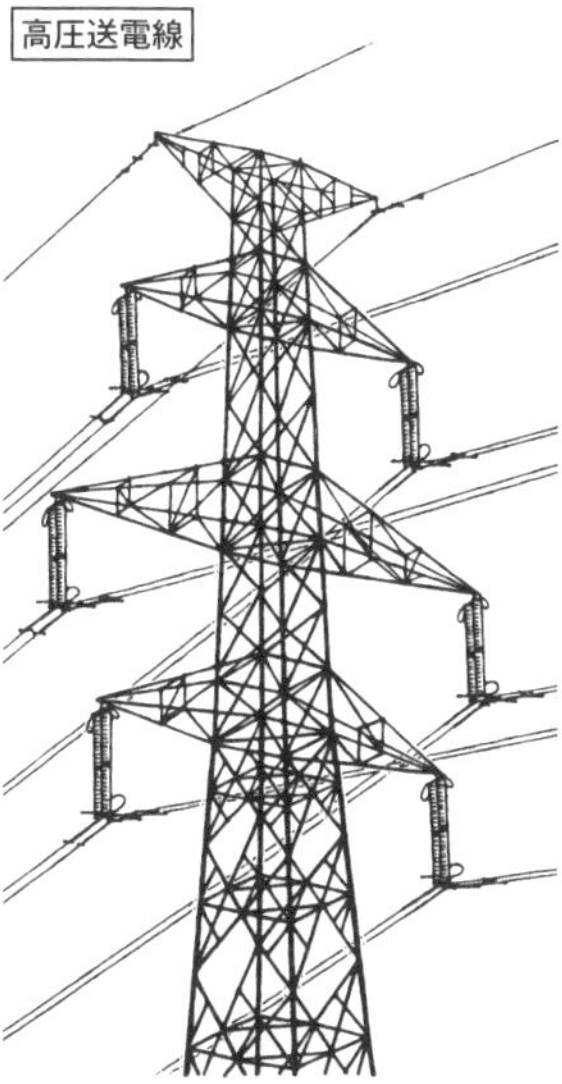

すが、お金をかけなくても磁場をチェックするのは方位磁石で狂うかのチェック、またラジオのアンテナで雑音をひどく拾うかなどを見ていくことで可能です。

電場に関しては、家電やすべての電子機器から発生しますので、コンセントなども含めたすべての位置を把握することができます。見取り図で見てみると、どこに電磁波が密集しているのか一目瞭然です。


皆さん、意外だと思われるかもしれませんが、使用していないコンセントからもデジタル毒が発生しています。そのため寝床の頭の付近にコンセントがある状況はよくないのです。また、日本はコンセントの差し口が2口です。

ヨーロッパはほとんどが3口です。ワット数の違いもあるのですが、その違いはアースを取っているか取っていないかです。アースはたまった電気を地中に流してくれます。

電気が流れないと磁場は発生しないので、アースをしていると受ける影響は随分違います。しかし、2口コンセントはアースをしていないため、デジタル毒が発生し、たまってしまうわけです。

ヨーロッパは絶対の安全が確保されてはじめて安全としますが、日本は絶対に危険と判明しないかぎり警告はしません。

このように思いもよらないところからデジタル毒が発生していることがあります。まずは知識を身につけて、できることをやりましょう。

知ることからです。

私たちがもっとも長い時間を過ごす自宅でのデジタル毒の減らし方をご紹介しましたが、中には職場でも応用できるものがあるので可能なら職場でも実践してみてください。

また、通勤などで日常的に車を運転している場合、車の中は金属なので電磁波を増幅させてしまう可能性があります。車内では特にブルートゥースにしたり、携帯を使ったりしないように気を付けましょう。

さらにＩＨはデジタル毒を発生させます。ＩＨの大きな問題は、調理中はその場を離れることができないということです。ガスからＩＨへ変えようと思っている人や新築・住み替えの予定がある人はオール電化にしないこと。壁中に配電が巡らされることになります。ＩＨを使用している家庭では電磁波を減らすため、できるだけ使用時に近よらない、子どもは特に近づけない（頭と同じ高さのため）ようにしましょう。

インターネットは光ファイバーで有線にしてつなぐことが理想です。家の中にばく露のないスペースを作るのもいいでしょう。

2 積極的にデジタルデトックスをする

日常的にデジタル毒にさらされていると、どんどんその毒がたまっていきます。たまには、携帯やパソコンを使わない時間や日を作り、電子機器から離れた、体に帯電させない生活を数日作ってみましょう。そうすることによって、体にたまったデジタル毒の悪影響が少しずつ抜けていきます。

自宅にスプリング式のベットがあれば捨てましょう。これは中にコイル状のスプリングが使ってあり、帯電しやすいからです。睡眠環境はとても重要です。10~20年続く影響を考えると、より安全な寝具を選ぶことが大切です。

マンションの環境や自宅から見える高圧送電線などがあれば引っ越しを考えてみてください。また高層であるほど、デジタル毒を放出するアンテナなどの影響を受けやすく、地面から離れているので、アーシングといってデジタル毒を地中へ放出することができません。住むなら低層階がおすすめです。

3つ口コンセントがあれば、アースを取り付けてください。

電磁波グッズは多く販売されていますが、基本的な考えはノイズをカットしてくれるタイプの電磁波対策グッズ（これはしっかりと信用できるものを使ってください。あまり高額でないのなら試してみてもいいでしょう）を利用してみるのも一つです。

グラウンディングや汚染された空気を改善し、アーシングしましょう。

大地に接することは、デジタル毒を吸収してくれるだけでなく、私たちにエネルギーを与えてくれます。

これをアーシングと言いますが、空気中もデジタル毒

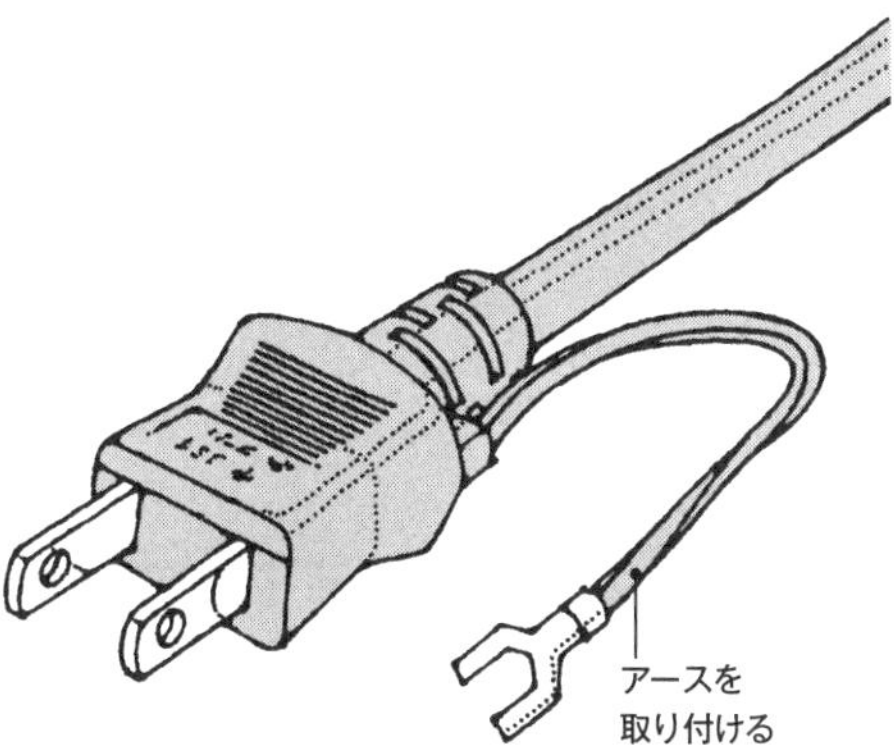

によって汚染されています（デジタルポリューション）。これを除去していく（ノイズをカットする）エアアーシングもおすすめです。電波が飛ぶものをなるべく避けるなど、自然の中でアーシングをして（裸足で土や砂の上を歩く、座る）、深呼吸をしっかりしていきましょう。

そして、生体内アーシングをしていきましょう。

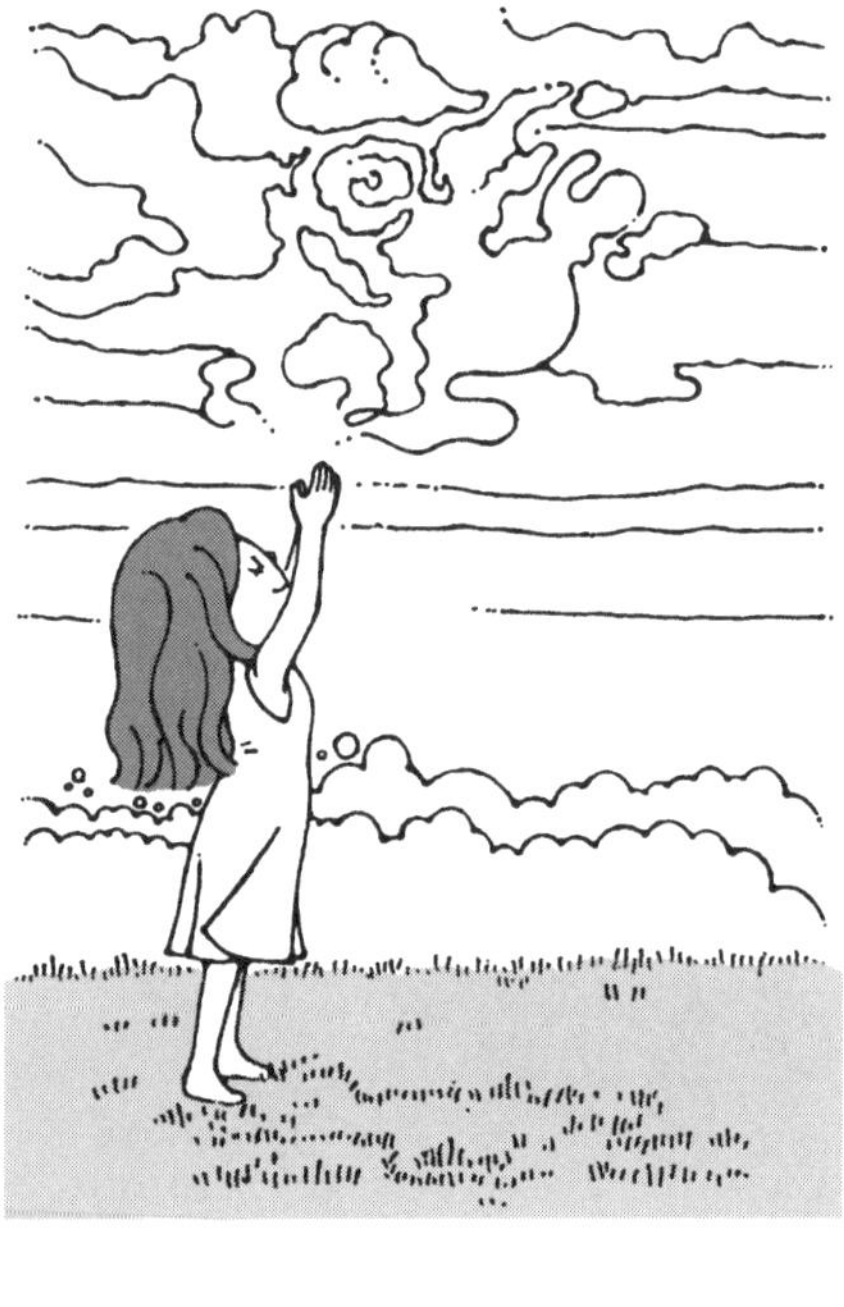

◉生体内アーシングとエアアーシングの方法

体内で滞って、たまっている電気を流してあげることで、生体内に滞っている気・血・水が改善し、それによって多くの不調が改善されます。方法としては、人は通電体なので、人に触ってもらったり、さすってもらったりすることで、たまった電気が流れていきます。

また、土やコンクリートを素手や素足で触ることによっても流れていきます。その他、点滴で針を刺す、電解質を入れる、鍼灸院や自宅で鍼をすることも放電となります。さらに自宅でできる簡単な方法として、導線にワニクチクリップをつけて2箇所で挟むと放電します。

さらに、空間の中に滞っている電磁波を流してあげるためには、屋内に観葉植物などを置いても効果がありま

■自宅でできるアーシング

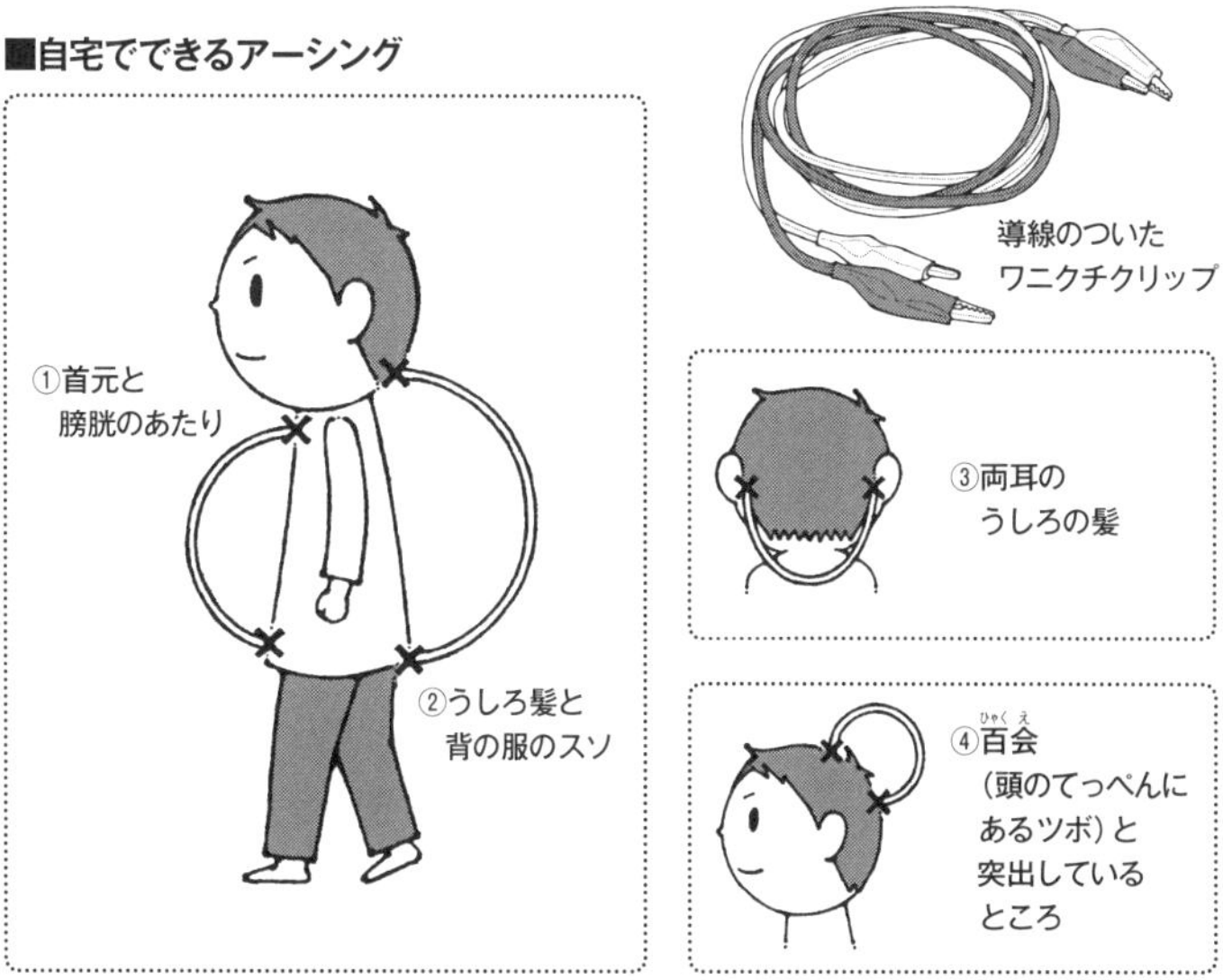

す。土壁などは自然なエアアーシングになっています。寝屋のＤＩＹで、壁に土や木材を貼っても効果があります。

自宅でのデジタル毒ばく露を減らす過ごし方

●携帯電話はせめて寝るときには飛行機モードにし、可能なら寝室には持って入らない。どうしても持って入らないといけないのなら、せめて頭の周辺には置かないようにしましょう。
●次にできるだけコンセントから離れた位置で寝てください。
●夜10時以降はできるだけＬＥＤやテレビ画面、パソコンや携帯電話を見るのをやめましょう。
●Ｗｉ－Ｆｉルーターは、夜はスイッチを切ります。
●なるべく家電で使っていないものはコンセントを抜いて、電源を切りましょう。
●家電などを買うときにはできるだけ有線のものを購入します。
●今すでに無線機能を持っているデジタル機器で有線に切り替えることが可能なら切り替えましょう。

●ブルートゥースやＷｉ－Ｆｉ機能は使わないのなら切りましょう。
●携帯で話しをするときはスピーカー機能を使いましょう。
●体へのダメージが大きいため、携帯電話をポケットには絶対に入れないようにしてください。
●ブルーライトカットのサングラスの使用や携帯をスティックで操作するものにして、直接触らないのも手です。
●電磁波は距離が近いほど影響が大きいので、身につけるタイプの電子機器、電気カーペットや電気毛布は使わないようにしましょう。

第5章

デジタル毒に負けない体を作る

◉デジタル毒を受けにくい体にする（デジタル レジリエンス）

デジタル毒の影響を受けにくい体を作ることはとても大切です。このように、リスクの回避や抵抗力をつけることを「レジリエンス」と言い、今、様々な分野で使われている言葉です。

繰り返しますが、デジタル毒は蓄積していきます。そのため、体に食事などから取った有害物質がたまっていれば、二重に体に毒がたまっていくことになります。

海外の研究では、有害な軽金属や重金属を摂取し、かつデジタル毒に長期間ばく露された場合、有害物質による病気発症率は2～3倍以上になることがわかっています。つまり、これら2種類の毒が同時に体内に入ることにより、活性酸素（フリーラジカル）の生成が加速されるなど、悪い意味での相乗効果が起きてしまうのです。

デジタル毒も体に入ってくる有害物質も現代社会で生活している以上、ゼロにすることは不可能です。だからこそ、少しでも避ける努力をして、体の負荷を減らしてあげることが重要なのです。

多くの有害物質（例えばたばこの副流煙、ホルムアルデヒド、鉛や騒音、オゾンなど）

は体に大きな影響を与えます。これらが多いとレジリエンスが低下し、体への負担が増大します。そのため、実際に化学物質過敏症の人は電磁波過敏症となる人が多いのです。

◉有害物質が体に及ぼす害

食品添加物や有害金属が体に悪いということは皆さんご存知の通りです。しかし、どのような理由で体に悪影響を与えているかは知らないのではないでしょうか。

有害物質には大きく分けて五つの有害な作用があります。そして、デジタル毒との相乗効果により、その作用は増幅していきます。日頃からデジタル毒だけでなく、有害物質も体にためないようにしていくことが大事です。

❶酵素の働きを阻害

毎日食べたものを消化分解したり、消化したものを体の必要な物質に変換したりするために、体内では様々な化学反応が起こっています。それを助けているのが体内にある酵素というタンパク質です。

体の消化・代謝・運動・排泄などの生命活動を維持するためにとても重要な働きをしているのです。体内には24種類の消化酵素と2万種類以上の代謝酵素があると言われています。これらの酵素が正常に働くことによって、人は健康でいられます。

この酵素の働きを阻害するのが有害物質です。

有害物質は、直接酵素の形を変えて阻害する場合や間接的に酵素の働きを阻害する場合があります。

酵素は、正常時には栄養素が体内に入ってくると、様々なきっかけでスイッチがオンされ、働き始めます。しかし有害物質はそのスイッチを誤作動させたり、酵素の働きを活性化するために必要な補因子と言われるビタミンやミネラルを奪います。その結果、酵素の働きが鈍ってしまうのです。また酵素と結びつき変化を受ける基質に似た構造をし、その酵素を本当の基質と奪い合うことで不足させたりします。

酵素機能の低下はこのように消化不良や体の代謝不良を引き起こします。これが長期化することにより、あらゆる病気の引き金となるのです。

有害物質の悪影響は次に挙げる通り他にもいろいろありますが、結局は、間接的に酵素の障害を引き起こします。

❷ホルモンに与える悪影響

ホルモンとは体の様々な働きを調整する化学物質です。

体の至る場所（内分泌腺）で作られ、それぞれ働き方が違います。例えば脳下垂体というところで作られるホルモンにはⓐ成長ホルモン、ⓑ甲状腺刺激ホルモンなどがあります。ⓐは成長を促進し、ⓑは代謝機能を促進します。膵臓で作られるインスリンは血糖値を下げる働きをしますが、これもホルモンの一種です。他にも重要な働きをしているホルモンがたくさんあります。

ホメオスタシスという言葉を聞いたことがあるかも知れませんが、体は今の健康な状態を維持するために機能しています。これらホルモンは体の状態を一定に保つ（ホメオスタシスの維持の）ため、それぞれが密接に関連しながら働いています。

しかし、多くの化学物質がホルモンの合成、輸送、排泄を乱すのです。

ホルモンに関わる酵素を阻害したりもします。最も大きな影響は物質そのものがエストロゲンという女性ホルモンと形が似ている場合があるときです。いわゆる環境ホルモンという名で有名ですが、それが入ってくると体が、女性ホルモンが入ってきたと勘違いしてしまいます。その結果、実際の内分泌の機能を狂わせ、全身のホルモンバランスを崩してしまうことが知られています。

エストロゲン（女性ホルモン）の働きは多岐にわたっています。以前は生殖器としか関連しないと思われていましたが、現在は全身の細胞に受容体が存在することがわかってきました。

卵巣、前立腺、子宮などに存在するのは当然ですが、副腎や甲状腺、膵臓や脳神経細胞、腸、肺、筋肉や関節、骨や肝臓、血管内皮細胞や免疫をつかさどる細胞、白血球にまで存在し、生殖に関する働き以外にも、脂質代謝制御、血液凝固作用、インスリン作用など重要な役目を担っていることがわかっています。

そのため、エストロゲンに似た物質が体内に入ってきて、スイッチの誤作動を起こすということは、健康を保つための機能に重大な影響を与えるということなのです。

最初に、ホルモンは体の様々な内分泌腺から分泌されるという話をしましたが、これは

■妊娠中は赤ちゃんにも影響する

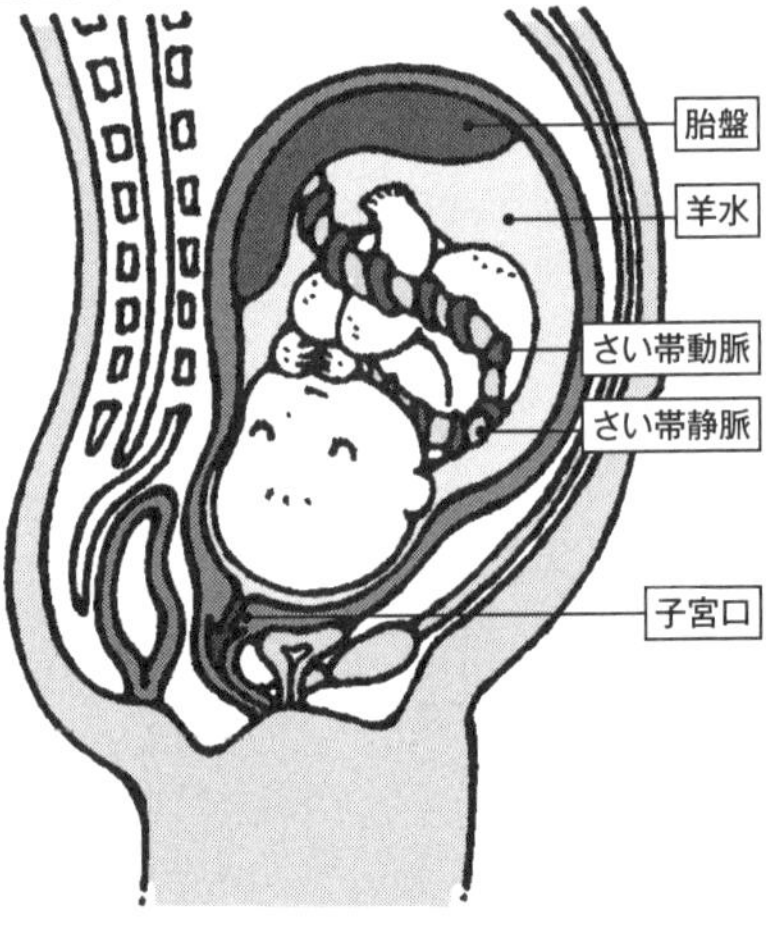

それぞれが独立して働いているわけではなく、一種のネットワークとして機能していま す。例えばエストロゲンで言えば、卵巣から出ていると言われていますが、その分泌には 脳下垂体も関連しています。そのため、エストロゲンの乱れは全身のホルモンネットワー クの乱れにつながっていきます。

❸腸内細菌叢へのダメージ

第3章でも簡単に説明しましたが、腸内細菌叢とは小腸から大腸にかけて生息している 微生物群のことです。1000種1000兆個とも言われる微生物がバランスを取りなが ら多種多様な働きをしています。

まずは消化機能、体内に入ってきた食べ物は胃や小腸で消化されますが、消化しきれな かった成分を分解して栄養物質に変換していきます。例えば消化されない食物繊維を分解 するのは腸内細菌たちです。

腸にたどりついてしまった毒を攻撃して無毒化してくれるという解毒作用もあります。 腸内細菌叢の働きが弱まると、病原菌が容易に腸管から体内に侵入してしまいます。腸内 細菌叢は病気にかからない体作りのためにもとても重要な働きをしているのです。

そしてセロトニンと言われる精神的な落ち着きや幸せ感、睡眠などに関連する神経伝達物質やドーパミンと言われるホルモン調節、前向きな感情、意欲に関わる神経伝達物質を合成します。

ビタミンK2、ビタミンB2、葉酸など体に必要な様々なビタミン類も生成します。

腸が重要な免疫機構だということはよく知られていますが、腸内細菌叢と腸粘膜細胞とが免疫機能の70%を作り出しているとも言われています。

しかし、水道に含まれる塩素、有害金属、殺虫剤、抗生物質、除草剤などが体内に入ると有用な腸内細菌たちを殺してしまいます。そのため、腸内細菌叢のバランス

■腸管上皮バリア機能

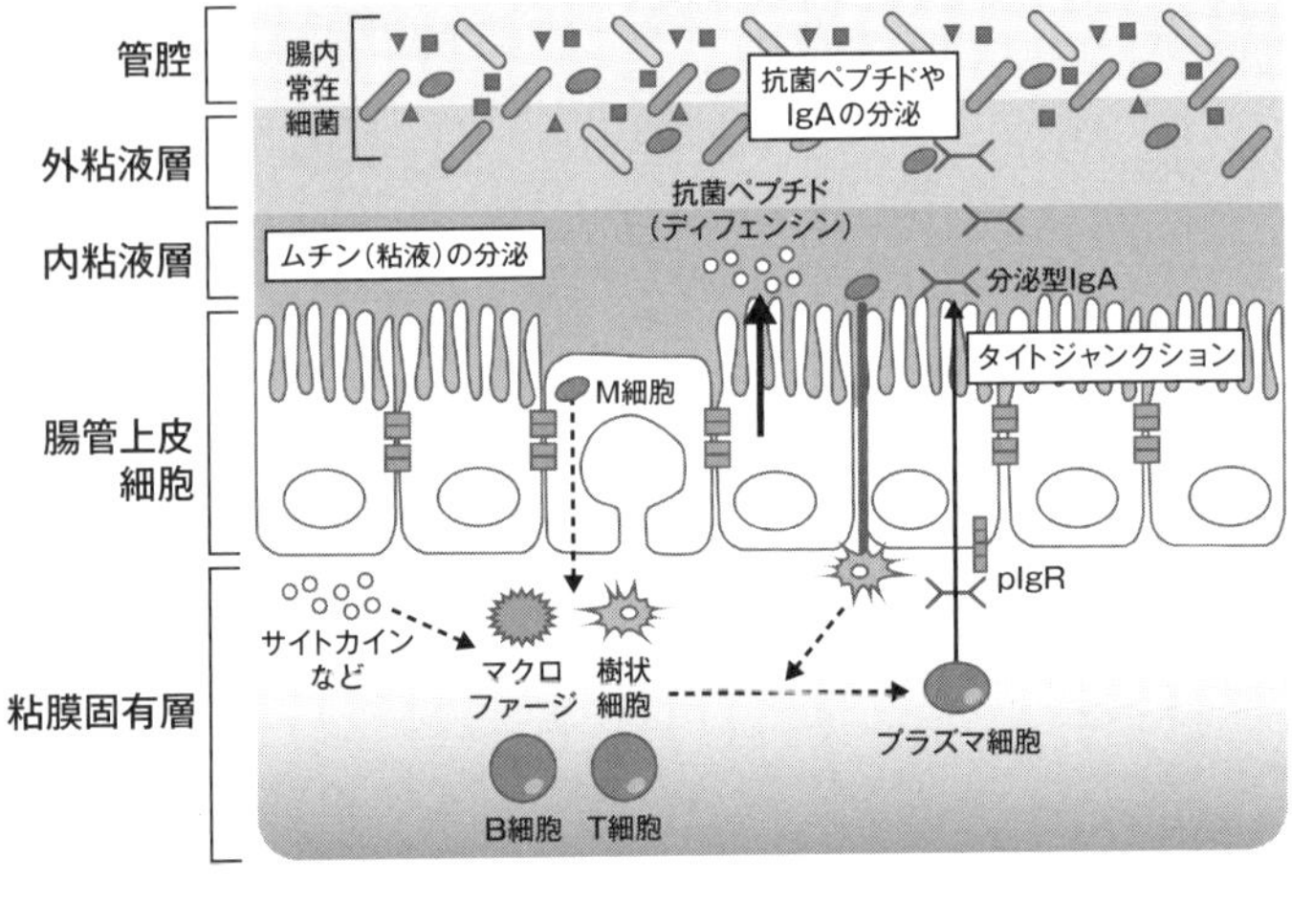

が崩れてしまい、その結果、体に悪さをするカビや悪玉菌を増やしてしまうのです。
前述したようにデジタル毒もカビを増やす作用があります。有害物質とデジタル毒にさらされ続け、これらの影響を受け続ければ、腸内環境が改善することは永遠にありません。

❹ミトコンドリア機能障害

こちらも第3章で簡単に説明しましたが、ミトコンドリアは、人間の細胞の中に存在する「細胞内小器官」です。人体にとって重要な働きをしています。体内に入った食べ物は消化吸収され、体の隅々の細胞に送られます。細胞内でその栄養素をエネルギー（ATP）に変換するのがミトコンドリアの重要な機能なのです。

さらにミトコンドリアには活性酸素（フリーラジカル）の産生を調整する多くの酵素が含まれていますが、そこに有害金属や環境汚染物質などの有害物質が体内に入ると、ミトコンドリアが機能障害を起こすことがわかっています。そうなると、必要以上の活性酸素（フリーラジカル）を体内に発生させたり、酵素の働きを阻害します。

当然、細胞を動かすために必要なエネルギー（ATP）を産生する働きも弱まります。

デジタル毒によってもミトコンドリアに対して同様の悪影響があるのですが、有害物質の摂取はこの動きを加速させます。この機能不全に陥ったミトコンドリアはばく露が長期間にわたればわたるほど体内に増えていきます。

そして細胞レベルでエネルギーが作れなくなると、それを補うために副腎という組織がフル回転しようとします。副腎はホルモンを作り出す器官でもあるため、その機能が障害されて全身のエネルギーが低下していくのです。

腸内細菌叢の話とも関連しますが、有害物質によって腸内のカビが増えると、ミトコンドリアの機能を障害する物質を産生することもわかっています。

■ミトコンドリア

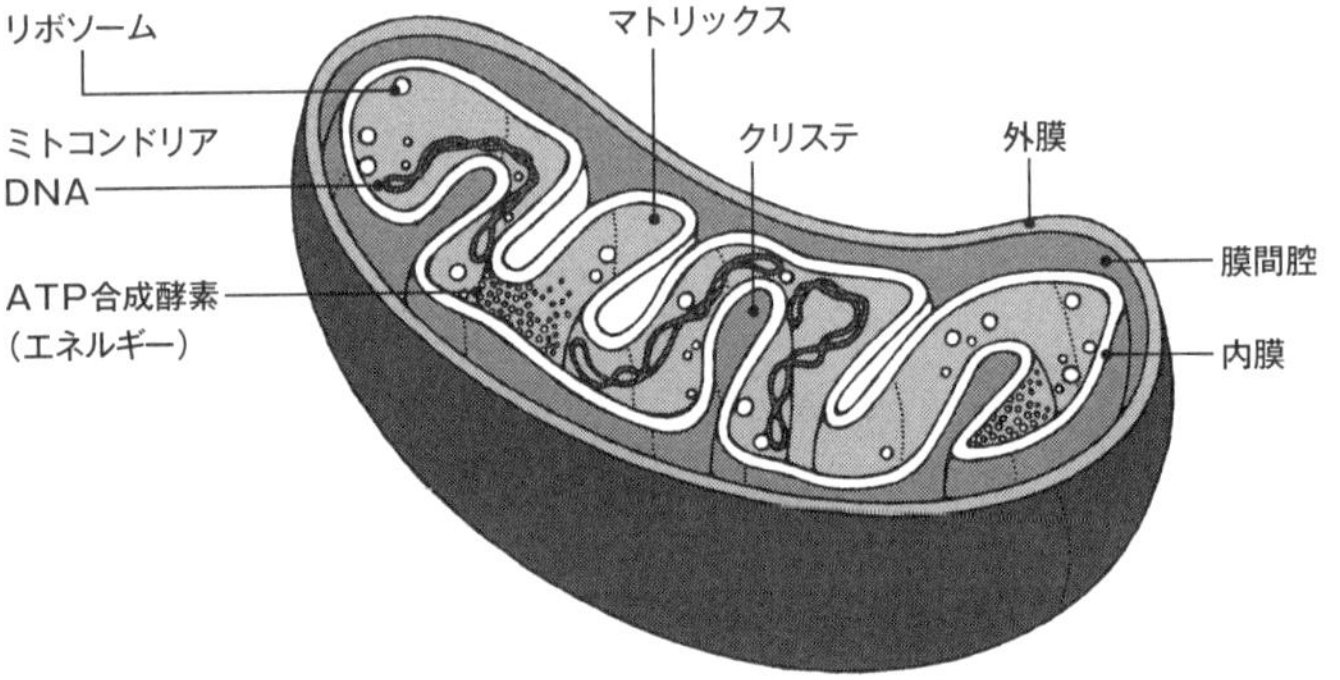

このように有害物質は複合的に体にとって必要なミトコンドリアの機能を障害していくのです。

その他、現在わかっているミトコンドリアの機能障害による悪影響として、エピジェネティクス（遺伝子がどのように最終的にタンパク質合成を成すかなどの表現型を作るために、周辺環境とどんな相互作用をするのかという環境的要因）としての遺伝子表現型へのダメージ（遺伝子は環境要因によってその働きを変える）、発がん性、肝障害性、神経毒性、免疫に対する毒性、発達への影響などが挙げられます。

❺自己免疫の異常

本来、免疫細胞や免疫システムは病原菌をはじめとした異物を体内から排除するために備わっています。自己細胞を攻撃するためのものではありません。

しかし環境ホルモン（内分泌かく乱物質）をはじめとした有害物質が体内に入ることによって免疫システムが異常をきたし、自分自身の体を攻撃してしまうことがあります。

環境ホルモン（内分泌かく乱物質）は、❷でも述べたように、私たちの臓器や体内に備わっているものに似たような構造をしています。そのため、免疫の働きに影響を与えているホルモンの分泌を狂わせ、結果として本来の免疫反応に異常を引き起こすのです。

例えば、ある種の有害物質が体内に入ると、免疫細胞であるT細胞の成熟を阻害し、その結果自己に反応するT細胞や自己抗体を増やしてしまいます。

そのため、本来であれば病原菌などを殺すために炎症を引き起こす「サイトカイン」という物質を発生させてしまい、本来攻撃しないはずの自分の臓器にダメージを与えます。

◉避けるべき有害物質

有害物質には、外から入ってくる外因毒と体内で生まれる内因毒があります。外因毒には、これから説明する有害金属、農薬・殺虫剤、石油化学製品、食品添加物などがあります。内因毒には、摂取している食べ物の影響で健康に悪影響を与える毒を生成することがある腸内細菌と、もう一つは酵母・カンジダ（どちらもカビの一種）で、酵母菌は体によいイメージがありますが、摂取量や体の抵抗力の関係で、健康に悪影響を与える毒を生成する場合があります。

そのうち、意識して外からの摂取を減らすことによって、体への影響を最小限に抑えられるのは外因毒です。外から入ってくる外因毒にはどのようなものがあるでしょう。そして、具体的に何を避ければよいのか、見ていきます。

❶有害金属

まずは有害金属です。水銀、ヒ素、アルミニウムなどが有名です。食品や薬、調理器具など普段の生活で摂取しているものからも体内に入ってきます。

今まで見てきた通り、体内に入ると、健康を維持するための様々な体内の働きを阻害します。基本的に有害物質は重金属なのですが、重金属もそのまま金属のものもあれば、メタロイドという半金属（金属と非金属性質を持っている）という形で存在するものもありますし、またアルミニウムなどは厳密に言うと軽いので軽金属です。重金属の定義としては「密度の大きい金属」なので、鉄を含めてほとんどの金属が重金属に分類されます。

有害金属は、主に食品、水道水、大気、タバコなどから体内に入ってきます。また、これらは電気を誘導しやすいため、有害金属が体にたまってくると、それだけでデジタル毒の影響を受けやすくなります。悪影響の相乗効果で代謝が低下し、体内からの排出がとても困難になります。
それでは代表的な有害金属について一つ一つ見ていきましょう。

●水銀

水銀は、神経毒であることが十分に立証されていますが、様々に形を変えて存在しています。

かつて歯科治療では銀歯の材料として水銀が含有されているアマルガムという材質が多用されていました。アマルガム中の水銀は噛んだり、歯ぎしりしたり、歯磨きによっても気体状となって放出されます。それを吸い込むことにより健康被害が発生します。

またワクチンの保存料には、チメロサールと

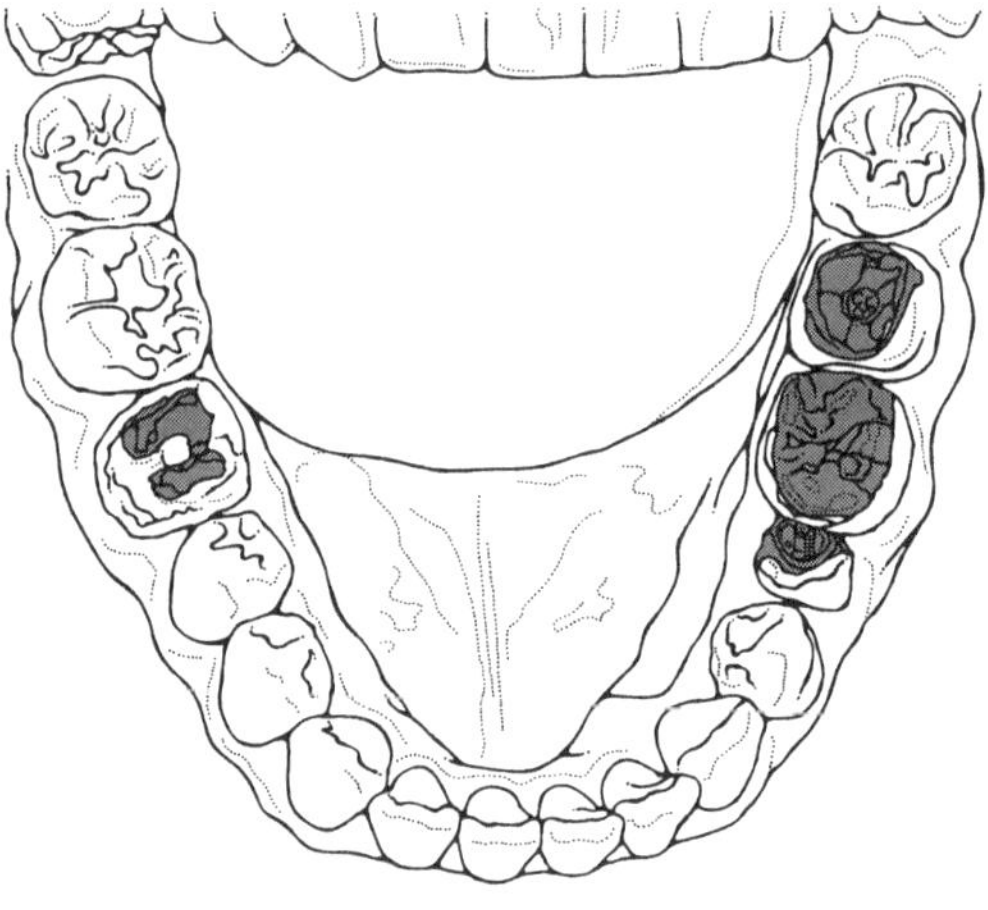

いう防腐剤として使われるメチル水銀やエチル水銀という水銀塩が含まれます。
その他魚や甲殻類、プラスティックや印刷用インク、有機水銀系の農薬、電球に含まれます。

一般的に体内に水銀を取り込む一番の要因は食品です。なかでもマグロやカジキ、ブリ、養殖サーモンなどの大型魚は、水銀をはじめダイオキシンやカドミウムなどが体内に濃縮されていることがわかっています。ちなみに養殖サーモンのダイオキシン濃度は非常に高く、食べるのは年に3回以下に抑えるべきという研究も報告されています。また、海底を這うタラバガニやズワイガニなどの甲殻類にも蓄積されています。

ただ、水銀を口から摂取するときには、口には多くのバリア機能があるので多少体内への侵入を防ぐことができます。問題はワクチンなど注射によって入ってくる場合です。血液に直接入ってきて、防御機能が働かないため要注意です。

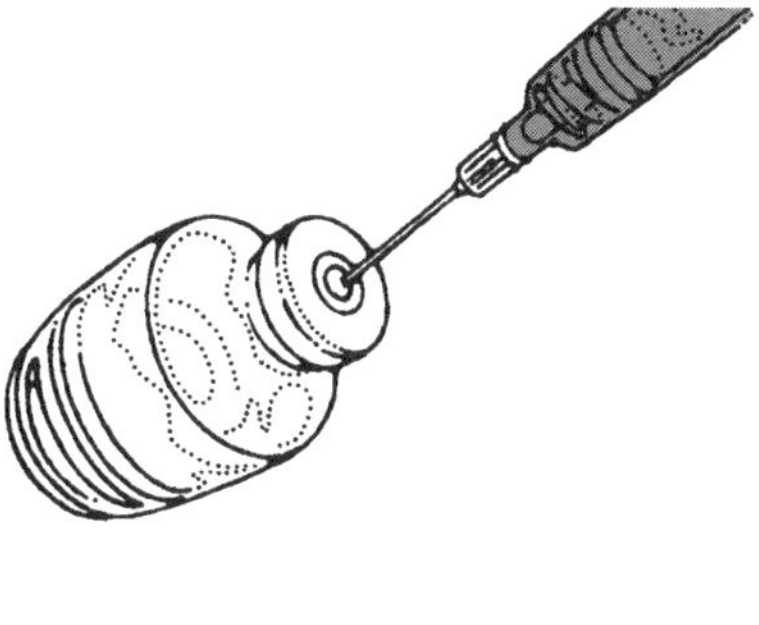

水銀は、肺、脳、腎臓へ影響が出やすく、特に脳や腎臓に蓄積しやすいのです。

水銀（他の重金属やアルミもですが）が引き起こす悪影響として、炎症を起こすサイトカインを誘導し、全身に炎症を引き起こしやすくします。

また炎症を引き起こす以外にも、脳へダメージを与えて、グルタミン酸を増やし、NMDA受容体（記憶や学習、脳虚血後の神経細胞死などに深くかかわる受容体）を過剰に刺激し、グルタミン酸のシナプスへの放出を促します。グルタミン酸は神経毒性があるため、神経細胞を障害していきます。

●鉛

鉛は無鉛になる前の産業革命からの大量のガソリン、自動車の蓄電池やPVCプラスティック、クリスタルガラスや陶磁器、魚釣り用のおもり、古い水道管などに使用されています。知らぬ間に大気汚染や排ガス、土壌汚染が進み、作物や漢方薬にも含まれることがあります。ペンキなどの塗料、白髪染めに入っていることもあります。

鉛は消化管、呼吸器、皮膚から吸収され、骨、歯、脳へ蓄積しやすく長期間排出されにくく、半減期は骨にたまっている場合25年から30年と言われています。体内にたまった鉛は様々な酵素の働きを阻害します。その結果引き起こされるのは頭痛、腹痛、貧血の他にも、鉛は腎臓から排出されるため腎臓への悪影響や、高血圧、神経系への悪影響が指摘されています。多動や注意欠損、発達障害の原因となり、集中力減退、情緒不安定を引き起こし、また自己免疫疾患の誘因となる可能性もあります。

●ヒ素

ヒ素は、土や水に多く含まれています。殺虫剤として農業に使用されていますし、自然界では穀物や魚介類に含まれています。その他ガラスや顔料、電子機器や合金にも使用されます。

土壌などに含まれる無機ヒ素の毒性は有機ヒ素の600倍以上強いと言われています。無機ヒ素は、工場排水や、タバコ、水（井戸）などからも検出されています。

人体に有害な無機ヒ素が体に入ってくる大きな原因は、汚染された地下水の摂取です。ヒ素によってリポ酸（多数の酵素の補助因子として欠かせない有機化合物であり、抗酸化物質）を補酵素としている酵素が阻害され、脳や神経、肝臓への影響を起こしやすいとされています。

症状としては、脱力感や眠気、頭痛や筋肉痛、末梢神経障害を示すことがあります。ひどくなると、痙攣やてんかん、意識混濁や、多臓器不全を引き起こします。ただし、これらの症状は、急激に体内に入れた急性症状の場合です。

ですが、慢性的に、例えば工場からの排水などを含んだ水や土、そこで育った食物などが入っていれば数年から数十年経つと慢性症状を引き起こします。爪の変化や、肝障害、皮膚がんや肺がん、腎臓がん、膀胱がんなどが認められています。

●カドミウム

カドミウムに特に注意しなくてはいけないのは、喫煙者です。タバコにはカドミウムが多く含まれています。肺は胃よりもカドミウムの吸収率が高いため、食品を通しての何倍ものばく露率となっています。

また、農業用水に何らかの原因でカドミウムが混入することがあります。そのため、土が汚染され、汚染された田んぼで作られたコメを食べることによって体内に入ってくることもあります。自動車の排ガスの中にも含まれます。

大型魚にはカドミウムも多く濃縮されています。その他、カドミウムに汚染されている野生動物の肝臓や腎臓からも検出されています。

かつて、イタイイタイ病を引き起こしたことでもわかるように、カドミウムには大きな毒性があります。まず、活性酸素（フリーラジカル）を誘導します。解毒に大切なグルタチオンを作る酵素や、リサイクルするための酵素、活性酸素（フリーラジカル）を消去してくれる酵素（SODやカタラーゼ）の働きを阻害し、細胞のがん化や老化の原因となるフェントン反応を引き起こす鉄や銅を誘導します。

カドミウムは排出されづらく、人体に30年も残留する可能性が指摘されています。全身にいきわたりやすい特性があり、特に腎臓に障害を起こしやすく、次に肝臓です。

そのため腎不全を起こす可能性があり、また骨にも影響を及ぼす可能性があるため骨折しやすくなったり、自己免疫疾患を引き起こしやすかったりします。

さらに、女性ホルモン様の作用があり、作用点（スイッチ）に誤作動を起こして細胞内の情報伝達を邪魔してしまいます。

また、甲状腺機能の異常（鉛、水銀とともに甲状腺ホルモンの活性化酵素阻害作用）も引き起こすとされ、乳がん、子宮筋腫、習慣性流産や糖尿病、肥満なども関連が報告されているのです。

●アルミニウム

アルミニウムは、いたるところに存在し、使用されています。

硫酸アルミニウムが下水処理場での微生物や有機物除去に使用されるため、水道水にも含まれます。ミントやペパーミントティーにも含まれていますし、様々な製品に使われていて、土壌、空気、水含めあらゆるところにまん延しています。

また、ほとんどのワクチンが水酸化アルミニウムを含んでいて、免疫応答を高めるためのアジュバント（抗原性補強剤）として使用されています。胃薬の中にもアルミニウムを含むものがあるので要注意です。

このようにまん延しているアルミニウムですが、特に気を付けなければいけないのはアルミ製料理器具やアルミニウム缶です。毎日の調理や湯沸かしに使用する器具がアルミニウム製だと、日々料理やお湯に溶け出したアルミニウムを摂取することになります。また、アルミニウム缶の飲料水にも少量のアルミニウムが溶け出しています。アルミニウム缶のビールなどを毎日飲んでいる人は要注意です。これらを避けるだけでも一日の摂取量には大きな違いが出てきます。

アルミニウムは、神経毒として脳に有害な影響を与えます。飲料水のアルミニウム含有量が高い地域でアルツハイマー発症率が高かったとの疫学データが報告されています。また、アルツハイマー病で亡くなった人の脳に多量のアルミニウムが蓄積されていたとの報告もあります。

また活性酸素（フリーラジカル）を増やし、ミトコンドリアDNAの変異を起こします。現代社会のあらゆるところに存在するため、体内への流入も皮膚、吸入、注射、経口など多岐にわたります。そしてあらゆるルートからの障害が報告されているのです。

それに、他の有害物質同様女性ホルモン様の作用もし、内分泌のかく乱を引き起こします。免疫異常を引き起こすとの報告もあります。

アルミニウムは特に脳、そして骨に蓄積しやすいため、パーキンソン病や、認知症、慢性関節リウマチやループスのような自己免疫疾患、神経障害、ADD／ADHD、湿疹、糖尿病、喘息、自閉症、ALS、1型糖尿病、不安障害やパニック発作、アレルギー、慢性疲労など多くの疾患との関連も指摘されています。

さらに、カルシウムおよびリンの吸収を阻害するため、骨粗鬆症との関連が言われています。また皮膚がんや乳がんとの関連も指摘されています。

❷農薬・殺虫剤

食品の残留農薬という言葉は聞いたことがあると思いますが、文字通り農作物、場合によっては肉類などに残っている農薬です。庭の雑草を枯らす除草剤にもとても危険な化学物質が含まれている場合があります。

●グリホサート

グリホサートは、「ラウンドアップ」の商品名でホームセンターでも気軽に買える除草剤です。

比較的安全性が高いと言われていたこの商品に、人体に重大な障害を与える毒性があることが判明しています。具体的には「発がんやDNAの損傷」「生殖系への影響」「腸内細菌叢の異常化」「自閉症など発達障害への関与」などです。

グリホサートによる健康被害について、アメリカでは大規模な訴訟が何件も起きています。庭の除草に使用している人はすぐに使用を避けたほうが賢明です。

また、グリホサートは遺伝子組み換え作物からはほぼ検出されています。現在流通している遺伝子組み換え作物とはグリホサート耐性作物のことだからです。主にアメリカ産の大豆やとうもろこしは大半が遺伝子組み換え作物です。「遺伝子組み換えでない」と表示がある場合は安全な可能性が高いですが、表示義務のない加工食品や家畜のえさに遺伝子組み換え作物がよく使用されます。

最も注意が必要な食品は、お菓子や飲料などの加工食品や、業務用の味噌、醤油、油などです。かなり多くのものが「遺伝子組み換え食品」を使っています。

また、アメリカやカナダ産、国産の小麦からもグリホサートは検出されています。小麦は遺伝子組み換え作物ではないのですが、収穫の際に使用されています。

●ネオニコチノイド

ネオニコチノイドは、効果が長く続くことで知られる殺虫剤です。農薬や家庭用殺虫剤としても使用されています。発売された当初は安全性が高く、効果が長持ちという触れ込みだったのですが、その強力な神経毒が人間の脳や神経に悪影響を及ぼす可能性が指摘されています。また、効果が長続きするということで、一度使用するとその毒性は土に長く残留することがわかっています。

ネオニコチノイドの毒性は一時期話題になった「消えたミツバチ」の問題で知られるようになりました。ネオニコチノイドを使用すると、植物の受粉を担うミツバチが消えていなくなるのです。その後、人間への毒性も明らかにされ、ＥＵは２０１８年に部分的なネオニコチノイドの使用禁止を決めました。

国際的に危険性を指摘されている殺虫剤にもかかわらず、日本は逆に残留基準の緩和を決めています。

スーパーでよく見られる減農薬野菜はネオニコチノイドを使用している可能性があります。日本の減農薬の基準は散布量ではなく散布回数なので、回数を減らす代わりに強力なネオニコチノイドを使用するケースがあるからです。

●イマザリル

イマザリルは収穫後にカビを防ぐために使われる収穫後農薬です。輸入果物に使われることがよくあります。

日本では農薬として使用する場合、残留基準値などかなり制限されていますが、輸入果物に使用するときには食品添加物として認可されているため皮の部分にかなり残留しているようです。

肝臓がんや甲状腺腫瘍、胎児に奇形が起こる危険性などが指摘されています。

極力、国産の果物を買うか、どうしても食べたいときには農薬を洗い落とす洗剤で洗ってから食べることをおすすめします。

❸避けるべき有害物質～石油化学製品

今や石油化学製品は、日常生活と切っても切れないほど密着しています。ドライクリーニングで使う揮発性有機溶剤、缶類の内側のコーティング剤、化粧品にも含まれている場合があります。直接口に入るものではないと思っているので、大半の人はこれらが体に入ってくるリスクについて深く考えたことがないのではないでしょうか？

しかし、石油化学製品の中には気化しやすいため、呼吸をしていて体内に取り込んでしまうものや食品中に溶け出して入ってくるものなど、様々なルートで体内に入ってきます。そして脂溶性のため、なかなか排泄されにくいのです。

それでは代表的なものをいくつかご紹介します。

●揮発性有機溶剤

揮発性有機溶剤は、他の物質を溶かす性質を持つ有機化合物の総称です。塗料、印刷インキ、接着剤、洗浄剤、ガソリン、シンナーに含まれるトルエン・キシレン・ベンゼン・酢酸エチルなどが代表的物質です。聞き慣れない物質もあるかと思いますが、皆さんが日常的に使っているドライクリーニングも有機溶剤を使用しています。この溶剤はＩＡＲＣ（国際がん研究機関）の発がんリスク評価で「発がん性あり」と認定されています。

その他、揮発性有機溶剤には粘膜刺激作用による慢性気管支炎、メチルアルコールによる視神経障害、ベンゼンによる再生不良性貧血、トリクロルエチレンやトルエン、キシレンによる肝機能障害、トリクロルエチレンによる急性腎不全などが報告されています。

ドライクリーニング後、着用前に袋から出し、しばらく風を通したり、ペンキや接着剤を使用する際には、安易に気化した溶剤を吸い込まないように注意することが必要です。

●BPA（ビスフェノールA）

ＢＰＡはプラスチックの材料や添加剤として使用されています。身近なところではプラスチックの食品パッケージや缶の内側のコーティング等に使われています。これらの商品からは微量ですがＢＰＡ（ビスフェノールＡ）が必ず食品中に溶け出しています。

ＢＰＡは前述した環境ホルモンの問題で一躍知られるようになりました。女性ホルモンであるエストロゲンに似た作用を示して、ホルモンバランスを崩すのです。

わかっているだけでも不妊症、男性の精子減少、乳がんなどの発症リスクが指摘されている他、糖尿病や心血管疾患を引き起こす可能性もあると言われています。

ＢＰＡも身近なあらゆる商品に使用されているので、完全に防ぐことは不可能です。できるだけ摂取量を減らすためには、内側がコーティングしてある缶類を避ける、プラスチックに入った温かい食べ物、飲み物は避ける、油や調味料はプラスチック容器を避ける、などを心掛けることが重要です。完全に避けられないまでも摂取総量を極力減らすことによって受ける害を最小限にしましょう。

●フタル酸エステル

フタル酸エステルは、主にプラスチックを柔らかくする材料として使用されています。塩化ビニルの材料の一部です。その性質上用途はとても広く、塩化ビニル類の他化粧品や髭そりローションなどのパーソナルケア商品、香水、消臭剤など様々な商品に使用されています。

広く使用されているこの物質は近年、環境ホルモンとして認識されています。そのため性ホルモンへの影響や自己免疫疾患、発がん性、肥満、自閉症への関与まで指摘されています。ＥＵではその使用についての規制が進んでいるほどです。

塩化ビニルは材料表示のところに「ＰＶＣ」と書いてあるケースが多いので、プラスチック製品を買うときには材料表示を見て、「ＰＶＣ」もしくは「塩化ビニル樹脂」と表示してある製品は買うのを避けましょう。これは前述のＢＰＡの摂取を防ぐことにもつながります。

パーソナルケア商品を買う場合には材料表示に「フタル酸――」と表示してある商品は

買うのを避けましょう。

❹食品添加物など

食事は毎日のことになります。そして、すべての加工食品には何らかしらの食品添加物が含まれています。代表的なものを挙げると、味の素などに代表される化学調味料、人工甘味料、サラダ油に代表されるトランス脂肪酸、保存料などです。これらは確かに少量では毒性は小さいとされています。しかし食生活によっては日々摂取している総量はかなり大きなものとなります。いかにその毒性の化学物質の総量を減らして、デジタル毒からの二次的なダメージを抑えられるかがカギになります。

●化学調味料

化学調味料は今やあらゆる加工食品に含まれています。アミノ酸等、MSG（グルタミン酸ナトリウム）、アスパラギン酸塩、イーストフード、カゼイン塩などと表示されています。よく化学調味料不使用という表示を目にしますが、タンパク加水分解質、酵母エキスという表示があると要注意です。この二つはなぜか食品扱いとされているのですが、化学調味料と同種の物質です。近年では「うま味調味料」としても出回っています。

化学調味料の害は、神経毒（炎症性物質）を発生させて興奮・頭痛・てんかんなどを引き起こしたり、脳へのダメージを通して食欲中枢を破壊するなど様々な症状を引き起こします。

化学調味料まみれの食品には通常同時に人工甘味料なども含まれ、食物繊維も少ないです。

このような食品を日常的に取ることにより、急激な血糖上昇によるインスリン分泌の乱れから反応性の低血糖を招きます。神経細胞死を引き起こす過剰なグルタミン酸（興奮性伝達物質）を除去するにはグルコース（エネルギー）が必要なのですが、低栄養の食品からは除去に十分なエネルギーが取れません。

低血糖による影響は、自律神経の乱れ、消化器症状、リーキーガット症候群、活性酸素（フリーラジカル）の増加、副腎疲労など多岐にわたります。

あらゆる食品に含まれているので、これも完全に防ぐことは難しい化学物質です。しかし、意識して摂取量を減らすことができる物質でもあるのです。

何度も繰り返しますが、重要なことは、体に入ってくる有害物質の総量を減らすこと。

少しでも意識して摂取量を減らしてみましょう。

●人工甘味料

砂糖は太るので、人工甘味料を使用したカロリーゼロ商品を取っている人も多いでしょう。しかし、人工甘味料は精製した砂糖よりも人の代謝系に影響を与えてしまうのです。

糖尿病や、ダイエットのためにカロリーゼロ食品を取っても、実はこれを取ったほうが糖尿病になりやすく、ダイエット効果もないという報告があります。さらに、腸内環境に悪影響を与えるため様々な疾患に関わっているのです。

代表的な人工甘味料にアスパルテームがあります。アスパルテームの主成分はフェニルアラニンとアスパラギン酸、それに劇物のメチルアルコールを結合させたもので、砂糖の180~220倍の甘味を持っています。フェニルアラニンとアスパラギン酸はインスリンやレプチンといったホルモンの放出を促進します。これらのホルモンは新陳代謝を制御する主要なホルモンのため、それが異常をきたすことによりむしろ体重が増えてしまうということが起こります。メチルアルコールは誤って飲めば失明、もしくは最悪、死に至ることもある劇薬です。

また、アスパルテームには血液中のメタノールを上げて、ラットで肝細胞がんを増やしたという報告や人のホジキンリンパ腫や多発性骨髄腫を増やしたとの報告もあります。その他脳腫瘍への関連やてんかん発作、白血病への関与も指摘されています。

カロリーゼロ商品は、基本的に化学物質まみれだということを意識していただき、他の商品を買うときも原材料名を見て、アスパルテーム・スクラロース・ネオテームなど、人工甘味料が含まれている商品は避けるようにしてみましょう。

●リン酸塩

リン酸塩は食品添加物として、ハムやソーセージの結着剤、プロセスチーズなどの乳化剤、pH調整剤などに含まれ、加工食品の食感や見た目、味を向上させるために使用されています。リン酸塩は体内に吸収されないので、毒性がなく安全だとする見方がある一方、リン酸塩は不足しているミネラルの吸収をさらに阻害することがわかっています。

現在売られている野菜や加工食品にはミネラルが不足しているとよく指摘されていますが、リン酸塩は体内で容易に分解されたミネラルと結合して、ミネラルは体に吸収されないまま排出されてしまいます。

ミネラルは、心身や体調を整えるために大きな役割を果たしています。また、このように有害物質の体外への排出にも大きく関わっています。日常的にリン酸塩が含まれた加工食品を取ることにより、体のミネラル不足はますます深刻化していくのです。

困ったことに、リン酸塩は原材料表示を見てもわからないケースが多い添加物です。いくつかの添加物は一括表示が認められているため、それらに含まれていたとしても表示義務がないのです。

少なくとも、ハムやソーセージなど加工肉全般、乳化剤、pH調整剤と表示されている加工食品には使用されている可能性が高いので、原材料表示をチェックしてみましょう。これも100％防げるものではないので、あまり神経質になってもいけません。気が付いたものだけ避けていくだけでもずいぶん違います。

●着色料・発色剤

着色料や発色剤は文字通り、本来の色でない色に着色したり色鮮やかに見せるために使われる添加物です。これは食品、医薬品、化粧品などに使用されています。

すべて国が許諾した基準内で使われているのですが、日本で許諾されているこれらの添加物の中には欧米で禁止されているものも含まれています。アメリカのパデュー大学の研究によると、食品に添加される合成着色料がADHDなどの行動障害を引き起こす可能性があるとされています。また発がん性や催奇形性、アレルギー疾患やアトピーなどのリスクも指摘されています。これらはすべてデジタル毒の影響を加速させる可能性があります。

着色料として使用されているものにはカラメル色素やタール色素などがあります。

特にタール色素については毒性が強く、日本で認められているタールの食品添加物12品目すべてにおいて安全性に問題があります。タール色素のように石油由来の自然界に存在しない、全くの化学合成物質は体内で栄養吸収されることはありません。またタール色素はアレルゲンになることも広く知られています。

発色剤として知られているのは、亜硝酸ナトリウムなどです。非常に毒性が強いと言われています。加工肉のソーセージやハムによく使われていますが、肉のアミンという物質と結びつくとニトロソアミンという発がん物質を生成します。

スーパーなどで安く売られているソーセージなどの加工肉は、リン酸塩なども含まれていて、添加物まみれの食品です。日常的に食べるのは避けたほうが賢明です。

●トランス脂肪酸

トランス脂肪酸とは、保存しやすく扱いやすくするために植物油などに水素を添加して常温固形化する過程で生成された工業的油脂です。

お菓子やパンを作るときに使用されるショートニングやパンに塗るマーガリンはトランス脂肪酸です。クッキーやフライドポテト、スーパーの揚げたお惣菜なども特に表示がない場合はすべてトランス脂肪酸を含んでいると考えてよいでしょう。最も身近なところでは、市販されているサラダ油にも含まれています。

日本では全く規制されていませんが、多くの欧米諸国では使用が禁止されています。

トランス脂肪酸は工業的に作られる過程で生成される物質のため、自然には存在しない不自然な脂肪です。脂質は多くの臓器や細胞の原材料となります。細胞膜の構成成分である脂肪酸は、口から摂取したそのままの形の脂肪酸が使われるのですが、不自然なトランス脂肪酸が取り込まれた細胞に対して、抗体が攻撃、免疫細胞が反応して、活性酸素（フリーラジカル）が発生、炎症を引き起こすことがわかっています。また心疾患との関連が指摘されている他、認知症やうつ病、がんとの関連も報告されています。

トランス脂肪酸は、多くの有害物質やデジタル毒が引き起こす体内の炎症を加速させる働きをすると言ってよいでしょう。

トランス脂肪酸も、日本においては完全には避けようのない化学物質です。市販のお惣菜を買うときには揚げ物は避ける、マーガリンはバターへ、サラダ油はオリーブオイルなどに変えてみるなど、普段の生活でできるところから意識して変えてみましょう。

◉有害物質を排出するミネラル（水）の重要性

なるべく無農薬の野菜や安全な食品を取ることで体に有害物をためないことはデジタル毒に強いレジリエンスを持った体を作るのに非常に有効です。またミネラルをしっかり補給することで有害金属を取り除く働きが強まります。

有害金属がたまっているとデジタル毒の影響を大変受けやすくなることがわかっています。そのため、運動をして自律神経を整え、汗を出すことで循環をよくしていくことも排泄効果を高めるうえで大切です。

その他、睡眠をしっかり取ること、サウナなどで汗を出すこと、ミネラルを含んだいい水を取ることなどがとても大事です。

特にミトコンドリアは脱水に弱く、脱水があるとエネルギーを作ることができません。細胞の中に入りやすい水分を取ることがとても重要なのです。

いい水を取ることが排泄にもつながり、細胞の代謝にも影響し、エネルギー産生にも関わります。

いいお水とは有害物質が含まれないのはもちろんなのですが、水分子のクラスターが小さく、ミネラルが含まれるものです。そのときのミネラル補給がポイントです。

大切なミネラルである亜鉛、マグネシウム、鉄、ケイ素などは不足すると代謝を悪くするという悪循環を起こします。それぞれ、粘膜や皮膚を丈夫にしたり、再生する原材料になったり、細胞分裂をするのに必要なものです。またミネラルは消化・吸収をするための消化酵素や代謝酵素の補因子でもあります。そのため不足すれば、必要な栄養を吸収することができず、ますます不足する事態となるのです。

バリア機能である皮膚や粘膜が薄いということは、多くの有害物質が入ってしまう可能性が高まるわけで、するとそれらは酵素の働きを阻害する物質のため、ますます体に必要なものが入らないということになります。

◉有用なサプリメントの取り方

大切なミネラルが不足しているときは不足した原因、多くは炎症の原因を排除していくことが大事ですが、悪循環のときにはミネラルが吸収されにくいので、補ってあげるためにここで食べ物が大事になります。しかし、すでにシビアな症状が出ている場合は、サプリを使って補ってあげることも有効です。

ただ、ミネラルのサプリは体に吸収されにくく、胃酸が少ない人などはかなり胃もたれしたり、気分が悪くなることがあります。そのため吸収や消化に優れたものを選ぶ必要があります。

ミネラル補給にもっとも優れているのは自然に近いかたちの食べ物。サプリを使うのであれば、例えばあるミネラルが豊富な食べ物や飲み物を濃縮していたり、酵素分解させてスーパーフード化しているものや、サプリでも同時に有機物を取り込むことで胃腸への負担を減らすようにしているものがよいです。水に溶けにくいものを溶けやすくしたり乳酸菌に食べさせたりしているものや、酵素と一緒に入れているもの、など体にうまく取り込むために工夫してあるものがあるので、それらを上手に摂取してみるのがよいでしょう。

これらはただのミネラルよりも少し割高になることがありますし、分量としては少なく見受けられるかもしれませんが、副作用や吸収量を考えたらぐっと優れたものです。

また、例えば鉄を取るときに一緒にビタミンCを取ったり、亜鉛やマグネシウムはタンパクや脂質を含む食事をしっかり取った後や食事中に取るなどという工夫も有用です。

何でもサプリに頼るのはおすすめしませんが、食事だけに固執して、いいサプリなどを全く利用しないということにこだわる必要もないと思います。

しかし症状がシビアであればあるほど、サプリによる急速な栄養補充に体が耐えられない人がいます。そのような人は専門家と相談しながら、まず食事からできる範囲で炎症を起こしやすいものを省き、検査のデータなどが回復しないのなら必要なものだけ、体に優しいサプリやスーパーフードでゆっくり補充をしてあげるというやり方を私はすすめています。

ここで注意してほしいのはカルシウムサプリです。

カルシウムはバランスがとても大事で、大量に取ってしまうと石灰化や腎障害などが起こってしまい、むしろ体に負担をかけてしまうのです。またカルシウムとお互いに共同で働いているのがマグネシウムです。

食生活の関係でむしろ、今は圧倒的にマグネシウムのほうが不足している人が多いくらいです。

そのため、大半の人にとってはカルシウムよりもマグネシウムを補給することが重要なのです。しかし、マグネシウムは吸収されにくく、下剤として使われるように排泄されやすいミネラルです。そのため、多くのタイプのマグネシウムサプリがありますが、飲むタイプでおなかを壊しやすい人は、入浴剤やクリームなどの外用で補う方法もあります。

ちなみに酸化マグネシウムは病院でも処方される下剤薬です。マグネシウム補充としては取らないでください。

グリシン、クエン酸、リンゴ酸などと結合して売られているものなどはおなかを壊しにくく、吸収されやすいです。さらに、液体のもの、パウダーをカプセルに入れているもの、タブレット、さきほどのクリームやジェル、入浴剤として使えるもの、パッチ状のものなど摂取方法は様々です。

カルシウムはサプリで直接取るよりも、ビタミンDを取ることによって相乗効果的に腸管からの吸収力を上げることをおすすめします。

❖意外と知られていない歯科医療の毒

口腔内を治療するとき、水銀など多くの化学物質を扱っています。

歯医者で治療を受けるとき、大半の人は無警戒だと思いますが、よかれと思って行っている治療の中に多くのリスクがあります。歯科選びは慎重に行いましょう。

歯科で使われている有害物質は大変問題です。というのも、口腔内は皮膚ではなく粘膜で覆われているため、体内に入りやすく、血液内にも取り込まれやすいのです。

また、気化した有害物質を吸入することも多いため肺の中にも入りやすい環境にあります。場所が脳にとても近いことも脳神経系への影響を与えやすいという問題を作ります。

また、口腔内のpHは非常に重要です。酸性に傾く食生活や口腔内環境にはしないようにしましょう。

さらに、唾液が少なくなることとも関連しますが、乾燥は有害物質を容易に吸収させ、障害を受けやすくします。

■歯科での毒の可能性

●歯科金属（アマルガム、ニッケル合金）
●ガルバニー電流（異なる金属を口腔内に入れることで発生する微弱な電流）
●インプラント、義歯、ブリッジ
●レジン・接着剤等に含まれる化学物質（アルデヒド、合成樹脂等）
●フッ素（コーティング、歯磨き粉）　●治療中の麻酔薬（笑気ガス等）

■実際によくみられる有害物質

外因毒	有害金属（重金属水銀、カドミウム、鉛、ヒ素、軽金属アルミニウムなど）	
	農薬、殺虫剤	
	石油化学製品	揮発性有機溶剤（トルエン、ベンゼン、フロン類、ジクロロメタン、テトラクロロエチレン（ドライクリーニング））
		フタル酸エステル（接着剤、化粧品、壁紙、フィルム）
		BPA（ビスフェノールA-プラスティック製剤、缶類）
	ダイオキシン類（塩素を含む物質の不完全燃焼など）	
	電磁波（EMF）デジタル毒	
	ヘテロサイクリックアミン（魚や肉の焦げた部分や煙）	
	カビ	
	化学調味料／添加物／人工甘味料／トランス脂肪酸／遺伝子組み換え食品	

内因毒	腸内細菌（細菌が作り出す毒、例えばリポポリサッカライドやクレゾール、HPHPA）
	酵母/カンジダ（それらが作り出す毒、アセトアルデヒド、トリカルバリル酸）
	他の感染症
	ストレス・感情

■有害物質との関連が指摘されている疾患

多動症（ADHD）	ビスフェノールA、鉛、水銀、フタル酸、PCBs
アレルギー、喘息	アンチモン、ビスフェノールA、カドミウム、ホルムアルデヒド、カビ、ニッケル、フタル酸
アルツハイマー病	アルミニウム、鉛、水銀
貧血、免疫抑制	ベンゼン、カドミウム、鉛、多環芳香族炭化水素
自己免疫疾患	ヒ素、鉛、水銀、カビ
高血圧、腎疾患	ヒ素、鉛、水銀
がん	アルミニウム、ヒ素、ベンゼン、ビスフェノールA、カドミウム、電磁波、ホルムアルデヒド、ヘテロサイクリックアミン、鉛、ニッケル、テトラクロロエチレン、フタル酸、塩化ビニル、ポリ塩化ビニル（PVC）、ダイオキシン、残留性有機汚染物質（POPs Persistent Organic Pollutants ダイオキシン類やPCB、DDTなど）
慢性疲労症候群、線維筋痛症	ヒ素、ベンゼン、カドミウム、電磁波、ホルムアルデヒド、鉛、水銀、カビ、ニッケル、テトラクロロエチレン、農薬、ポリ塩化ビフェニル（PCBs）、溶剤
糖尿病/インスリン抵抗性	ヒ素、ビスフェノールA、電磁波、PCBs、塩化ビニル、PVC、ダイオキシン
不妊、子宮内膜症、その他内分泌異常（男性更年期様症状、甲状腺機能異常なども含め）	ヒ素、ビスフェノールA、カドミウム、電磁波、ホルムアルデヒド、鉛、水銀、フタル酸、PCBs、多環芳香族炭水化物、溶剤
化学物質過敏症	ベンゼン、ホルムアルデヒド、カビ、テトラクロロエチレン、農薬、PCBs、溶剤、塩化ビニル、PVC、ダイオキシン
記憶力低下、うつ、不安障害、混乱	アルミニウム、ヒ素、水銀、電磁波、鉛、カビ、フタル酸、PCBs、溶剤
子宮内での発達障害	ヒ素、鉛、水銀、PCBs、溶剤
骨粗鬆症	カドミウム、鉛
パーキンソン病	マンガン、農薬
末梢神経障害	ヒ素、鉛、水銀、PCBs

第6章

栄養と生活習慣の重要性

◉デジタル毒に負けないレジリエンスを持つ体作り

第4章と第5章で、デジタル毒の影響をできるだけ減らすために、避けたり、摂取を控えたほうがよいことについて説明してきました。

第6章では、実践することによって体の排出能力を上げ、デジタル毒に負けない体を作るための生活習慣や食について説明します。

ずばり、デジタル毒レジリエンス作りのポイントは以下の通りです。

1 体の炎症を改善する
2 最大の解毒器官・肝臓と排泄をつかさどる器官・腎臓に優しい生活
3 自然な食べ物を食べていく
4 質のよい睡眠を取る
5 運動する習慣
6 汗をしっかりかく習慣

7 デジタル毒レジリエンスを作るためのストレスケア

1 の炎症は必ずしも自覚症状があるとは限りません。これまで説明してきた通り、体内では有害物質の摂取やデジタル環境などが原因で自覚症状のない炎症が起こっている可能性があります。この改善がデジタル毒への抵抗力をさらに高めます。

2 の肝臓と腎臓の機能を高めることは、体に入ってきたデジタル毒や有害物質の速やかな体外への排出につながります。そして、3 の自然な食べ物を取ることは、体の炎症を防ぎ、肝臓や腎臓の機能を高めるうえでとても重要です。

また、睡眠・運動・汗は体の免疫力と密接なつながりがあります。これらに取り組むことにより、体の免疫力（自然治癒力）は格段に高まります。

ストレスは想像以上に体調に影響を与えますので、ストレスの解消は全身の免疫力向上に大きく役立ちます。

それでは、1 からそれぞれについて解説していきましょう。

1 体の炎症を改善する

体内の見えない炎症が、デジタル毒の影響を助長します。また、デジタル毒自体が炎症の原因となります。体の炎症を起こしにくくし、すでにあるなら改善していきましょう。痛みなどの自覚症状がある炎症はもちろんですが、内臓が起こしている慢性炎症は自覚症状がない場合が多いです。そのため、対応がおろそかになってしまいがちです。

慢性炎症とははっきり目で見てはわからないが、炎症を起こす細胞や物質が各臓器にゆっくりとダメージを与えていき、正常な機能に大小の損傷を与えたものです。

主に慢性炎症を起こしやすい臓器や箇所は、腸（潰瘍性大腸炎やクローン病、偽膜性腸炎など明らかな炎症性疾患に加え、腸内細菌叢のバランスの乱れ、萎縮性胃炎、腸漏症候群、腸真菌症など）、上気道（鼻炎など鼻、副鼻腔炎や気管支炎などに加え慢性上咽頭炎）、口腔内（歯肉炎、むし歯）、皮膚（湿疹やアトピー性皮膚炎など）などがあります。動脈硬化や腎臓病なども慢性炎症であることがわかっています。

これらの炎症を抑えることにより、全体の状態を改善し、さらにデジタル毒の影響で起こる炎症のダメージを軽減することができるのです。

◉全身に影響を与える腸の炎症

全身に最も大きな悪影響を与えるのは腸の炎症です。腸の炎症が全身に与える悪影響について見ていきましょう。

炎症は、炎症を起こす細胞もしくはサイトカインと言われる物質がその局所にやってきて発症するのですが、これらの細胞や物質は全身を巡ります。

腸には全身の80％のリンパ球が集まっているため、免疫の要と言われています。体にとって最大の免疫器官であり、有害な物質が体内に侵入するのを防いでくれています。

しかし、腸に炎症が起こる（リーキー

■リーキーガット症候群

腸の網目構造が壊れると、リーキーガット（漏れる腸）症候群を引き起こす

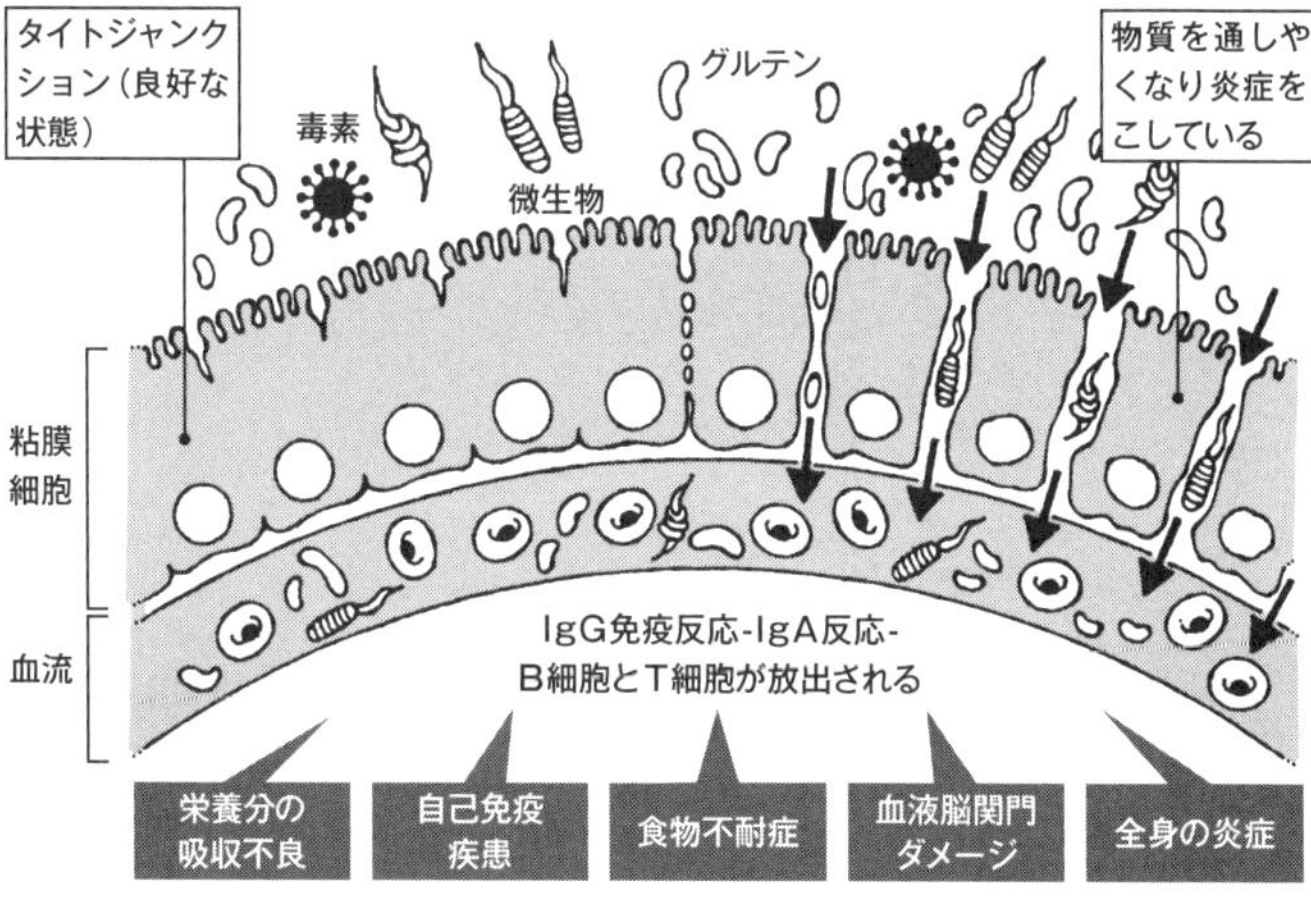

ガット）と、炎症性の物質は血管細胞にも届き、血管から血液成分をもれやすくするリーキーベッセル（血管漏出症候群）という状態を作ります。その炎症性物質が、脳にある血液脳関門として存在する膜や細胞に届けばリーキーブレインという脳の炎症状態を作るわけです。

つまり、腸の炎症であるリーキーガット（腸漏症候群）という状態になると、本来通過させない物質を通過させて全身に様々な炎症の不調を引き起こし続けるのです。

リーキーガット（腸漏症候群）についてもう少し詳しく説明します。

腸は本来一層の腸上皮細胞がお互いに手を結びしっかりとくっつき合っています。さらに粘液層（ＩｇＡ抗体なども含む）や腸内細菌叢に覆われて層を作ります。

腸は、なるべくたくさんの栄養を吸収するため、絨毛と言われるように面積を精一杯多くするような形になっています。その絨毛には上皮細胞が敷きつめられていてお互いに結合し、必要なものは通すが、ある一定の大きさのものは通さないふるい構造になっています（１１０ページ図参照）。

必要な物質（栄養など）はしっかりと吸収し、不要な物質は体内に入れないように振り分けるのです。

この上皮細胞のふるいに加え、腸内細菌叢が物理的にもまた細菌の分解酵素などの働きによっても異物の侵入を防ぎ、より栄養を吸収しやすいように分解したり、必要なものを作ってくれています（ビタミンやホルモン、酵素など）。

さらに腸内には分泌細胞も存在し、粘液の組成物質であるムチンやIgA抗体、消化酵素などが分泌されて消化を助けてくれたり、異物の侵入を防いでくれたりしています。

しかし、何らかの理由で腸内細菌叢が乱れ、炎症性の物質（グルテンや未消化物、有害物質）、真菌類などの微生物が原因で腸に炎症が起こると、体にとって不要なものを通さないようにしている層が破壊されてしまいます。

腸に炎症が起こり、上皮細胞の物理的な結合が緩んだり、粘液などの防御機能が低下したりすることによって、直接異物の攻撃を受けるなどして腸粘膜のふるいの穴が大きくなり、体内に通すべきでないものを通してしまう「リーキー（漏れ出る）なガット（腸）症候群」を引き起こしてしまうのです。

腸に自然界では消化できない物質（加工品や添加物、電子レンジの使用によって自然界にはない物質に変性されたもの、トランス脂肪酸など）が大量に入ってくると、それらは完全に消化されず未消化なまま腸の中に残ってしまいます。

リーキーガットによって透過性が上がっていると、それらの異物は腸から血管内に入り、その結果抗体が産生され、さらにその抗体が全身に炎症を起こすという悪循環を引き起こすのです。

第3章で記したように、デジタル毒は炎症を惹起し、有害物質による影響もあります。自覚症状がないところで、健康にとって重大な炎症が起こってしまうのです。デジタル毒や有害物質の影響を放置しておくことがどれだけ重大な健康被害をもたらすか、おわかりいただけたでしょうか？

また、デジタル毒や有害物質によって腸内細菌叢が乱れることや粘膜が減ることで多様なダメージから守ってもらえず、腸上皮が異物にさらされます。

結果、これによっても多くのものを通過させてしまいます。体内に侵入した化学物質などの有害物質はデジタル毒の影響を非常に受けやすく、ダメージを受けた後の障害の回復を阻害させます。

重大な全身の不調を招く腸の炎症を防ぐためには、まず4～5章で説明したように有害

■上咽頭の位置

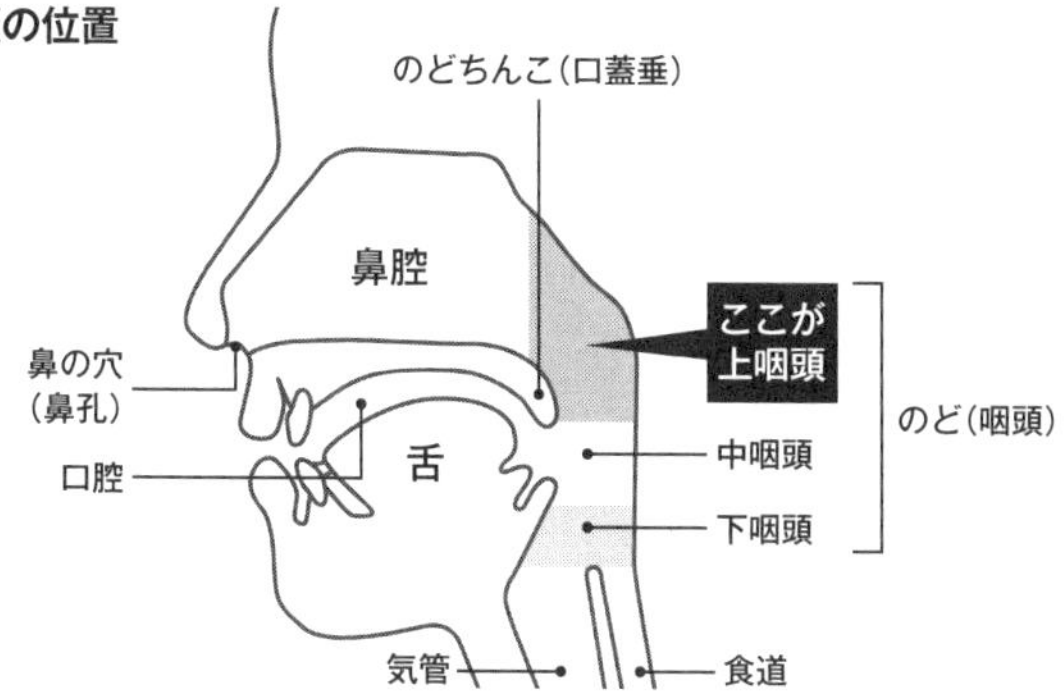

物質やデジタル毒のばく露を減らす生活を習慣づけること。そして、後述する「炎症を起こしやすい食べ物」を避けて抗酸化力のある食べ物を積極的に取ることが重要です。

◉意外と知られていないのどや口の炎症

体内で慢性炎症を起こしやすく、あまり知られていないのは口腔内や鼻やのどの炎症でしょう。

上咽頭とは上図の通り、喉の上部、鼻の奥にあたる部分です。他の鼻咽腔の粘膜は扁平上皮ですが、上咽頭は舌咽神経や迷走神経など神経線維が多く、そこだけリンパ球が豊富な場所です。

つまり、腸と並んで外部からの異物を体内に入れないための重要な免疫器官でもあるのです。

この場所は免疫力が落ちて、何らかの原因で炎症が繰り返し起こると、慢性炎症化してしまいます。

この炎症を慢性上咽頭炎と言います。

慢性炎症化したときの症状として咽頭違和感、後鼻漏、咳喘息、痰、首・肩こり、耳鳴り、舌痛、歯の知覚過敏、歯痛、顎関節痛、そして頭痛などがみられます。

また、自律神経症状もみられ、全身倦怠感、めまい、不眠、起立性調節障害、記憶力・集中力低下、過敏性腸症候群、機能性胃腸症、むずむず脚症候群、慢性疲労症候群、線維筋痛症などと関連しているとされていますし、病巣関連疾患として、免疫を介したIgA腎症との関連やネフローゼ症候群、関節炎、掌蹠膿疱症《しょうせきのうほうしょう》、乾癬、慢性湿疹、アトピー性皮膚炎など多岐にわたる症例が報告されています。

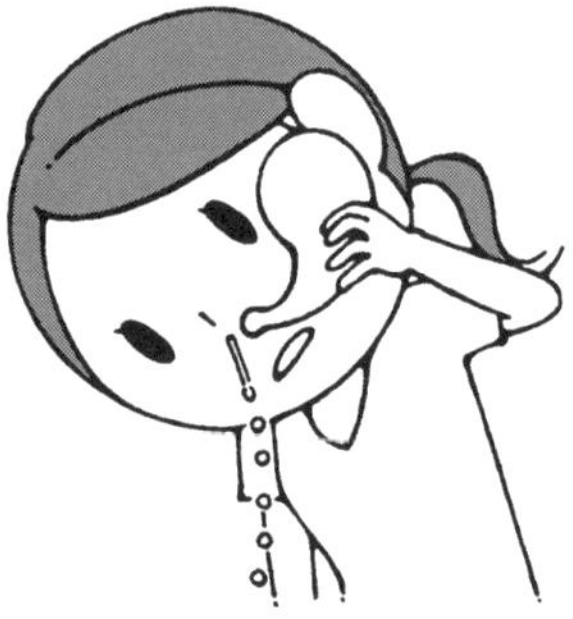

たかがのどの炎症と甘く見てはいけません。腸の慢性炎症で見てきたように、のどの炎症によって体の中に入ってきた炎症物質は、全身を巡って体全体に健康被害を及ぼします。

そして、腸の慢性炎症同様に、これらの症状がデジタル毒の悪影響を加速させることは言

■鼻呼吸と口呼吸

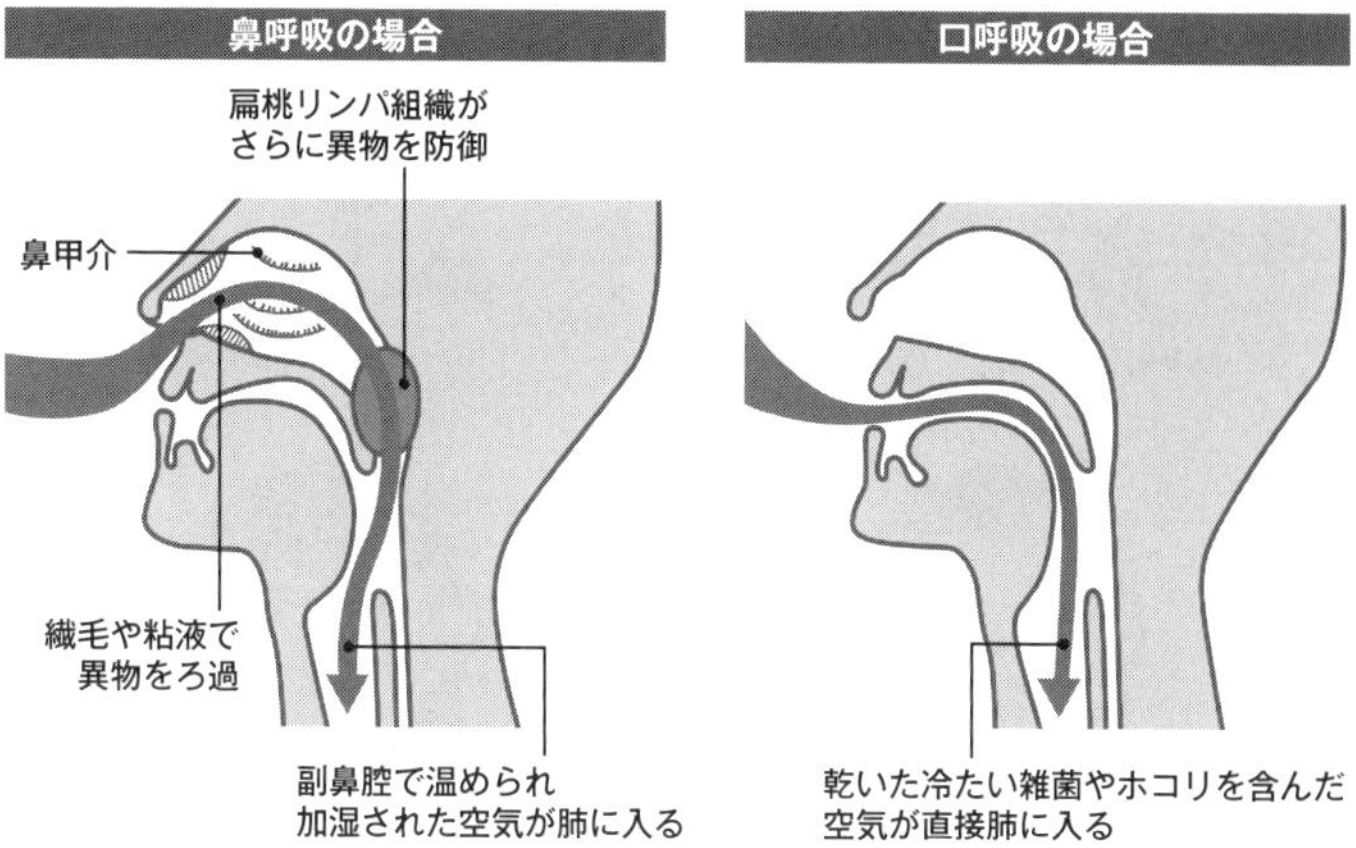
鼻呼吸の場合
扁桃リンパ組織が
さらに異物を防御
鼻甲介
繊毛や粘液で
異物をろ過
副鼻腔で温められ
加湿された空気が肺に入る
口呼吸の場合
乾いた冷たい雑菌やホコリを含んだ
空気が直接肺に入る

うまでもありません。

この炎症を改善するには、口呼吸を防ぎ、炎症を起こすような原因を取り除きます。さらには、点鼻や鼻洗いなども効果があります。

治療としては、EAT《イート》（以前はBスポット）という0.5％の塩化亜鉛溶液を染み込ませた綿棒を鼻と喉から直接上咽頭に擦りつけるという治療法があり、出血が治まるまで行うというものもあります。

口呼吸は口腔内の乾燥によって、雑菌の繁殖や咽頭リンパ組織の乱れや鼻粘膜の萎縮を引き起こし、上咽頭炎や歯肉炎、虫歯などを起こしやすくします。

■あいうべ体操のやり方

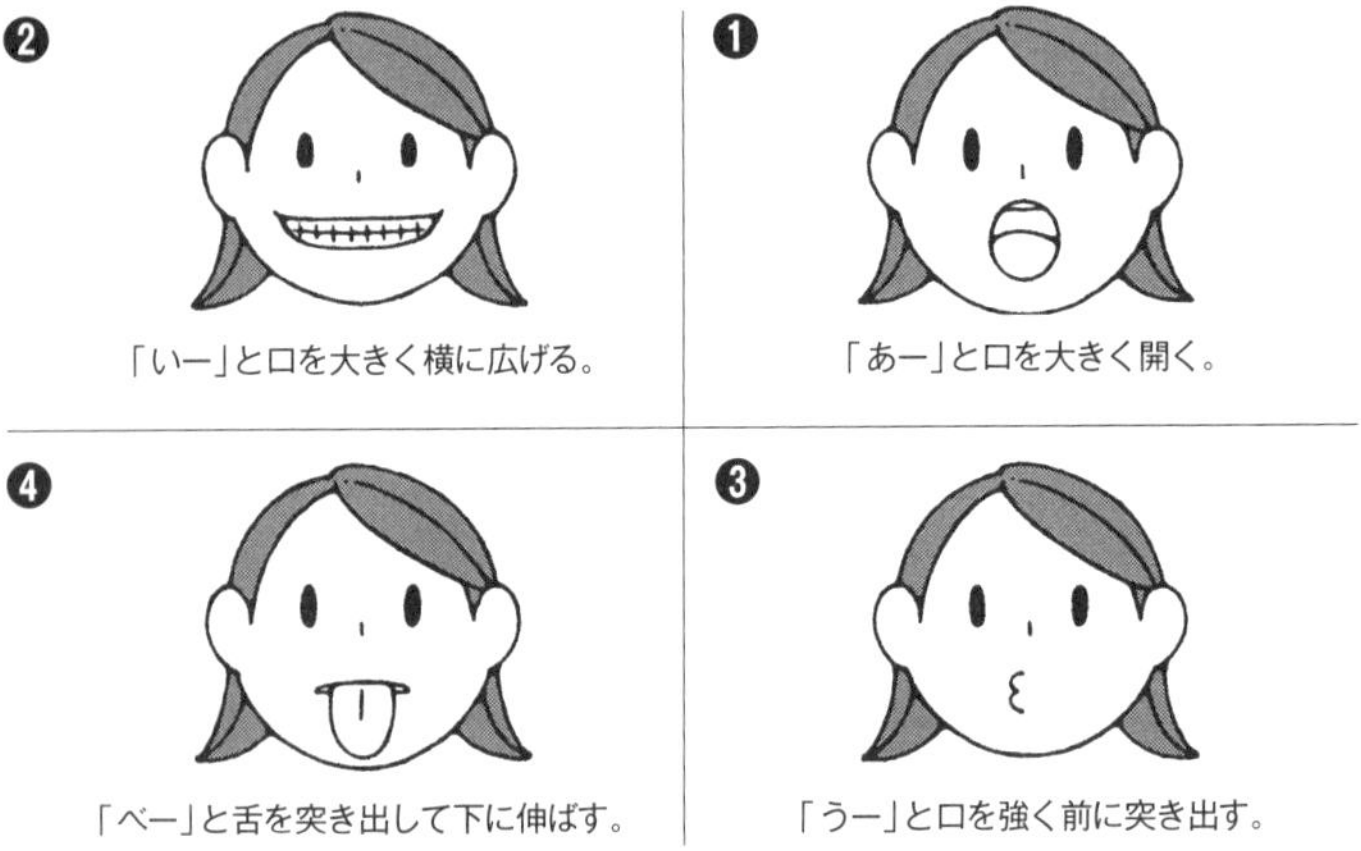

「あー」と口を大きく開く。

「いー」と口を大きく横に広げる。

「うー」と口を強く前に突き出す。

「べー」と舌を突き出して下に伸ばす。

口の中の唾液成分を保ち、炎症や感染を防ぐもっとも簡単な方法は、口呼吸をやめることです。意識して口を閉じるようにしましょう。

よく話す人、歌う人、スポーツする人は口で呼吸しやすくなります。また子どもも口が開きやすいです。注意を促し、鼻での呼吸を意識していきましょう。

さらにしっかり歯間ブラシなどを使って口腔内の手入れを行い、口テープ（口に紙テープを貼り、開かないようにする。特に夜間寝るとき）、鼻うがいで鼻呼吸を促しましょう。

あいうべ体操など口周辺の筋肉を鍛えて、口を閉じることを意識するということを広めている先生もいらっしゃいます。

また、むし歯は慢性上咽頭炎の一因となります。

むし歯は歯科医で治すしかないというのが一般的な認識ですが、実は自分で治すことができます。逆に言えばむし歯を作っているのは自分の生活習慣なのです。

●口呼吸の改善
●口腔ケア
●食生活の改善（甘いものをとにかく控える）、血流の改善（酸性物質の取りすぎを避ける）
●プラークの除去
●栄養状態の改善
●口腔内細菌の改善
●かみ合わせの改善

これらはむし歯を改善予防し、慢性上咽頭炎の改善にもつながります。これまで述べてきたように、炎症が炎症をもたらすので、一つの炎症を改善することで他の炎症も改善することがよくあります。1箇所の改善がアトピー性皮膚炎やアレルギー性鼻炎の改善につながることもあるのです。全身にまわる炎症性物質が減少すれば、デジタル毒が惹起する炎症の影響をも最小限にとどめることになります。

◉リンパ組織はこうやって守る

これまで説明してきたように、腸と気道は外部と接する2大体内部分です。簡単に異物を通さないように多くの免疫組織が防御機能として構えてくれています。それでも、体内に万が一入ってきた場合、異物を処理してくれるのがこのリンパ組織です。つまり、体にとってとても重要な毒の排出器官なのです。

しかし、デジタル毒や有害物質にさらされ続けたり、あまりに多くの異物が入ってくると、リンパ組織も炎症を起こし、機能に異常が発生します。リンパ組織に炎症が起こるということは、そのリンパの流れをうっ滞させ重要な排泄能力を停滞させているということです。

このリンパ組織について2015年に大きな発見がありました。

脳にもリンパ管があることが発見されたのです。

このことによって、腸や上咽頭などそれぞれのリンパ組織から直接脳へ連絡していることがわかり、脳内に侵入してしまった異物を処理していることがわかりました。

この発見はとても重要です。これまで見てきたように、腸や咽頭など体内で起こる炎症によって入ってくる体内の異物は、リンパ管に乗って脳内にまで届くことがはっきりとわかったからです。近年はリンパの流れに加え、迷走神経を介した神経伝達も直接、脳腸・腸脳の双方向の影響がわかっています。これらの発見

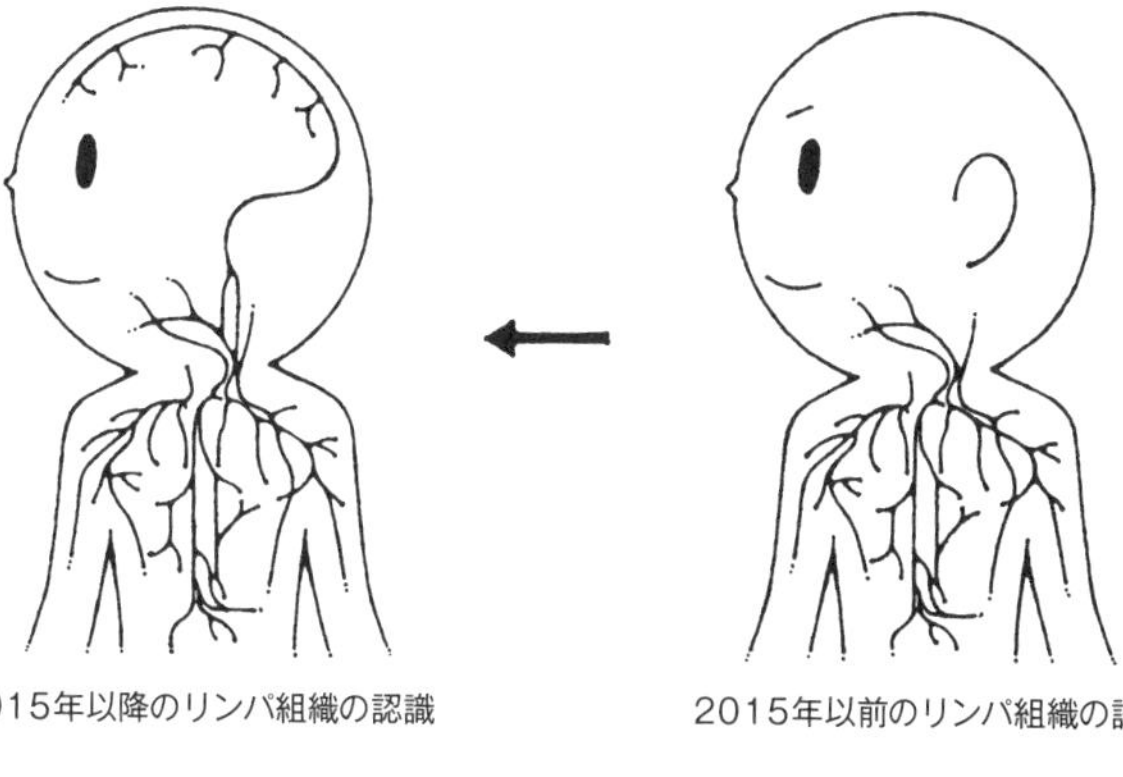

2015年以前のリンパ組織の認識

2015年以降のリンパ組織の認識

により、これまで関連性がないと思われていた神経系疾患と腸内炎症など体内の炎症が関連する可能性が見えてきました。

自覚症状のない体内炎症が健康にもたらす影響について、私たちはより深刻に考えなければいけないのです。

◉皮膚の慢性炎症

腸やのど、口と並んで慢性炎症を起こしやすいのが皮膚です。長く続く湿疹やアトピー性皮膚炎が皮膚の慢性炎症です。

皮膚は体の表面を覆い、のどや腸と同様に細菌などの病原菌やデジタル毒を含めた有害物質を体内に入れないようにするバリアの役割を果たしています。

また、皮膚に存在するランゲルハンス細胞と呼ばれる細胞は、表皮からばい菌や有害物質が入ってくると、これらを攻撃する指令を出す免疫機能を持っています。

皮膚に炎症が起こると、皮膚バリア機能が低下するため異物が侵入しやすくなり、炎症が続くと同時に、体内の他の部分の炎症も悪化させてしまうという悪循環に陥ります。

今まで見てきた、腸やのどの慢性炎症同様に、湿疹やアトピー皮膚炎は皮膚だけで起こっている問題ではありません。全身の健康状態の悪化にもつながっているのです。デジタル毒が入ってくるのは皮膚からなので、この皮膚の慢性炎症がデジタル毒の影響を強める可能性もあります。

皮膚の炎症を予防、改善するための食事や生活は腸の炎症を抑える方法と同じですが、それに加えて皮膚に対する局所的なケアも有効です。

皮膚の表面には、皮膚を守る皮脂膜とよばれる層があります。この膜が水分の蒸発を防いで皮膚を守っているのですが、界面活性剤を含むボディーソープやシャンプーは皮脂をやぶって肌のバリアを破壊するので、炎症リスクを高めます。界面活性剤の入ったものは使わないことが皮膚を守ることにつながります。

湿疹やアトピーができている場合は、バリアが壊れていて、肌が乾燥しやすくなっています。自分に合うオイルなどを塗り、バリア機能を補うようにしてください。

下着（女性なら生理用品も）など化学物質を含むものだと、経皮毒として体に入ってくることがあります。これが慢性炎症を悪化させているケースもあるので、できればオーガニックコットンなどの製品を身に着けるようにしましょう。オーガニックコットンの製品に変えるだけで様々な不調が改善することもよく見られます。これらの製品は静電気も防いでくれます。その効果で血流の改善も促されます。

化粧品や整髪剤も、避けるべき有害物質の項で出てきた有害な成分が入っていないものを選んでください。また、かゆいからと言って洗いすぎはバリア機能の破壊につながり、よくありません。かゆみはデジタル毒や静電気のせいかもしれません。

◉炎症を起こしやすい食べ物を減らす

全身をむしばむ慢性炎症を防ぐためには、炎症を起こしやすい食品を避ける必要があります。

炎症を起こしやすい食品の筆頭は、精製された砂糖です。また、「避けるべき有害物質」の項で紹介した一連の化学物質を含んだ食品を避けることはもちろんのこと、皆さんが日常的に取っている小麦や乳製品も炎症を引き起こしやすいことがわかっています。

●砂糖の害

砂糖はなぜ炎症を起こしやすいのでしょうか？　砂糖は体内で糖化物質（AGE）というものを作り、多くのタンパクの機能を損傷させ活性酸素（フリーラジカル）を生み出します。

これが様々な慢性炎症の原因となるのです。血糖値が上がってしまう糖尿病が動脈硬化を引き起こす理由は糖化物質を多く作り出し、全身の血管に炎症を引き起こすからです。砂糖の悪影響はそれだけにとどまらず、アトピーなどアレルギー疾患との関連も指摘されていますし、体の免疫力を落としてウイルスや細菌へも感染しやすくなります。さらに自律神経を乱す作用もあります。また砂糖は中毒性があり、要注意です。

完全な砂糖断ちをしなくてもよいと思いますが、お菓子や料理への味付けなど極力減らすよう心掛けてみましょう。

●小麦

グルテンフリーという言葉を聞いたことがあるかも知れません。世界中で流行っている小麦抜き食事法のことです。「グルテン」とは小麦に含まれているタンパク成分です。

グルテンの危険性が世界で取り沙汰されています。グルテンにはどのような危険があるのでしょうか？

このグルテンが腸の粘膜を傷つけて、前述した腸の慢性炎症であるリーキーガット症候群の原因となる可能性が報告されています。またリーキーガットによって腸を透過したグルテン由来のペプチドという物質が、脳にモルヒネのような作用を与えて神経に悪影響を及ぼすこともわかっています。パンや小麦を使用した粉物食品を毎日食べなくては気が済まなくなるのも、ペプチドによる中毒症状によってもたらされます。

さらに、1型糖尿病や慢性関節リウマチ、膠原病や潰瘍性大腸炎など難病との関連も指摘されているのです。

実際に私のクリニックでは、小麦を控えるように指導しただけで体の不調が改善した例は多数見られます。

リーキーガット症候群の危険性については本書で触れていますが、これを防ぐためにも、小麦の摂取は控えてみることをおすすめします。

●乳製品

牛乳にはカゼインという物質が含まれます。人の母乳にもカゼインは含まれているのですが、牛乳のカゼインはα（アルファ）型、母乳のそれはβ（ベータ）型で違うのです。α型とβ型では消化するための酵素が違い、人間は牛乳のカゼインを消化することができません。

α型カゼインは人に対して、小麦のグルテンのようにモルヒネ様物質を作るだけでなく、消化されづらいため、アレルゲンとなりやすいのです。そのため、全身の炎症やアレルギーの原因となります。さらに頭痛や中耳炎、関節リウマチの原因となることもわかっています。加えて、乳がんとの関連も指摘されています。

カルシウムを取るために牛乳を飲んでいる人もいるでしょう。確かに牛乳にはカルシウムが多く含まれます。しかし牛乳のカルシウムは人の体には有効に吸収されず、かえって体内のカルシウムが排泄されてしまうことがわかっています。牛乳を多く消費する北欧の人たちの骨折率が高いのはそのせいだと言われています。

欧米では牛乳の危険性が広がりつつあります。現にアメリカでは乳製品の消費量はこの30年で約半分に減っているのです。

体に炎症を起こさないようにするために、牛乳は控えていただきたい食品の一つです。チーズ、ヨーグルト、クリーム類などの乳製品もカゼインの問題、女性ホルモンの問題があり、取りすぎには注意を要します。

●加工食品

加工食品には、「避けるべき有害物質」の項で紹介した、化学調味料、人工甘味料、トランス脂肪酸など、体に炎症を起こす化学物質が多く入っています。

忙しくて、どうしても手軽な加工食品に頼らざるを得ないときもあるとは思いますが、極力避けていただければと思います。

どうしても、加工食品に手を伸ばしてしまう忙しいときがあります。それはしようがないですが、普段気を付けて回数を減らしていくだけでも、ずいぶん違います。

◉炎症を起こさない食生活は難しくない

これら加工食品や添加物の多い食事を取るのはやめましょうというお話をすると「食べ

るものが何もない」「何を食べたらよいかわからない」と言われます。

でも、もう少し前向きに考えて、ものの見方を変えてほしいのです。

食べられるものはたくさんあります。

あらゆる野菜や果物、海藻、質のいい肉や魚やたまごや豆・種子類、ごはんや芋、そばなどは食べられます。調理する手間もそれほど必要ではありません。

わざわざ切らなくてもキャベツやきゅうりをそのまま買ってきてちぎって食べたり、かじったりしてもかまいません。塩をかけてもいいです。肉や魚は焼くだけ。

水煮している豆をサラダに乗せてもいいし、納豆を開けるだけ、刺身を買うだけでもかまいません。

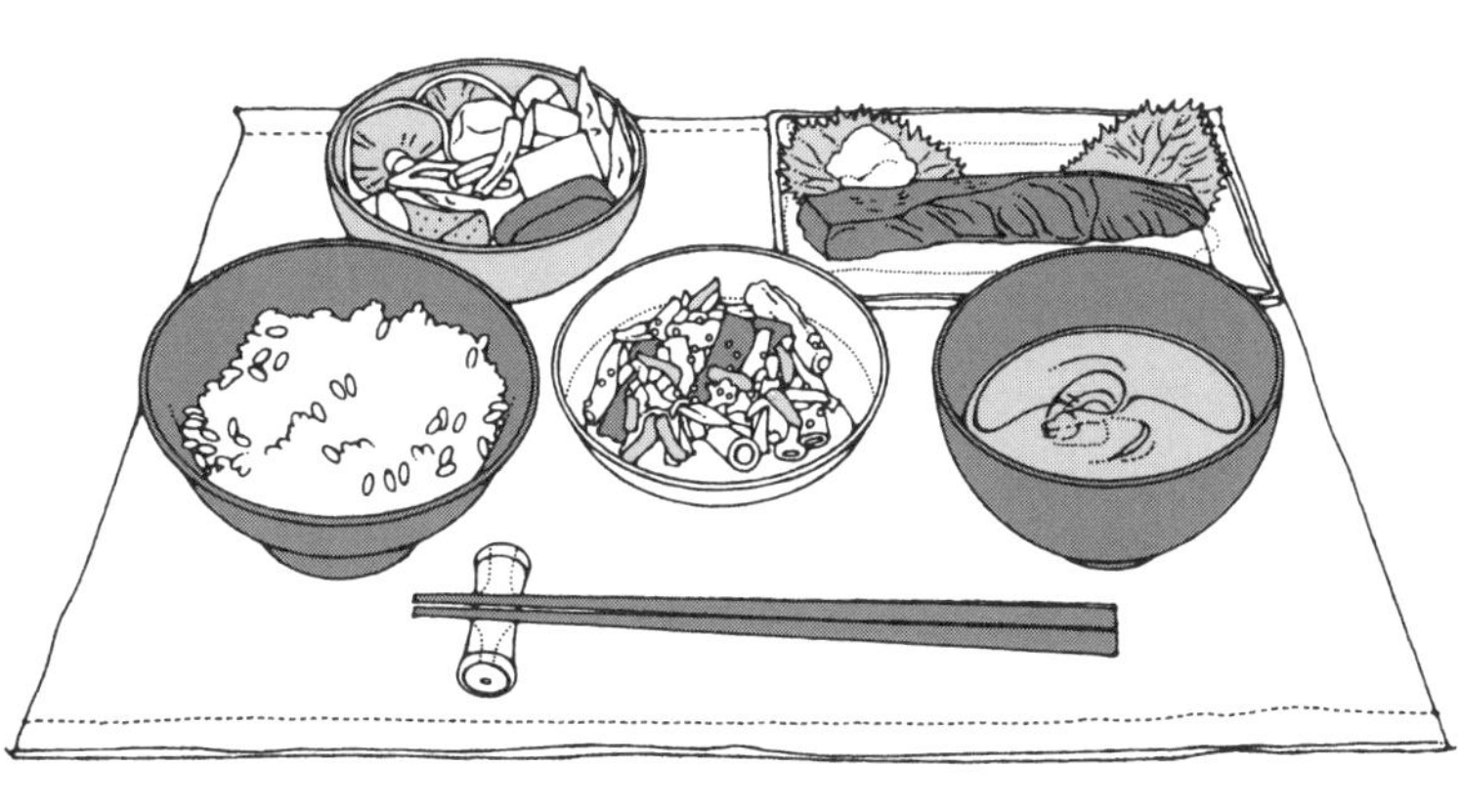

焼き芋、おにぎりや枝豆、焼き鳥の塩味、スープ類、小魚やナッツをおやつにしてもかまいません。

お惣菜は、砂糖たっぷりで煮たであろう煮物や甘だれを避け、塩コショウで味付けしているものを選びます。定食屋で豚の生姜焼きやステーキ膳やサンマ定食を食べてもかまいません。

汁物とご飯、汁の中を具沢山にすればそれだけでもいいし、お漬物や納豆を食べると腸によい乳酸菌や納豆菌も取ることができます。

忙しいのに手の込んだものを作る必要はありません。

炊飯器にご飯を炊いておくだけ、お湯の中に野菜や肉を入れて塩味をつけるだけでもいいのです。そういう当たり前にあった食事でかまわないのです。

今はスーパーに行ってもコンビニに行っても砂糖、小麦、加工品、乳製品があふれています。繰り返しますが、それらが炎症を引き起こしている可能性が高いのです。

また、徐々に技術の進歩でフリーズドライ、真空パック、冷蔵機能の向上で保存期間ものばせるようになりました。素材を冷凍保存して、常備菜や肉など置いておくと安全で便利です。

砂糖、小麦、加工食品、乳製品を避けた食生活を心掛けてみてください。それだけで体内の起こさなくてよい炎症を抑えることができます。それによって、デジタル毒による体のレジリエンスを高めることができるようになるのです。

2 最大の解毒器官・肝臓と排泄をつかさどる器官・腎臓に優しい生活

デジタル毒はたまっていきますとお話ししました。しかし、少量であればすぐに体に症状が出ることはありません。また、有害物質が少量体内に入っても、問題が起こらないのは、体には解毒機能が備わっているからです。

解毒、排泄に重要な働きをしているのが肝臓と腎臓です。この項目では肝臓について説明します。

肝臓が弱るとデジタル毒でたまった毒を排出できず、体内の炎症が進んでいくことになってしまいます。

■肝臓

©freedesignfile.com

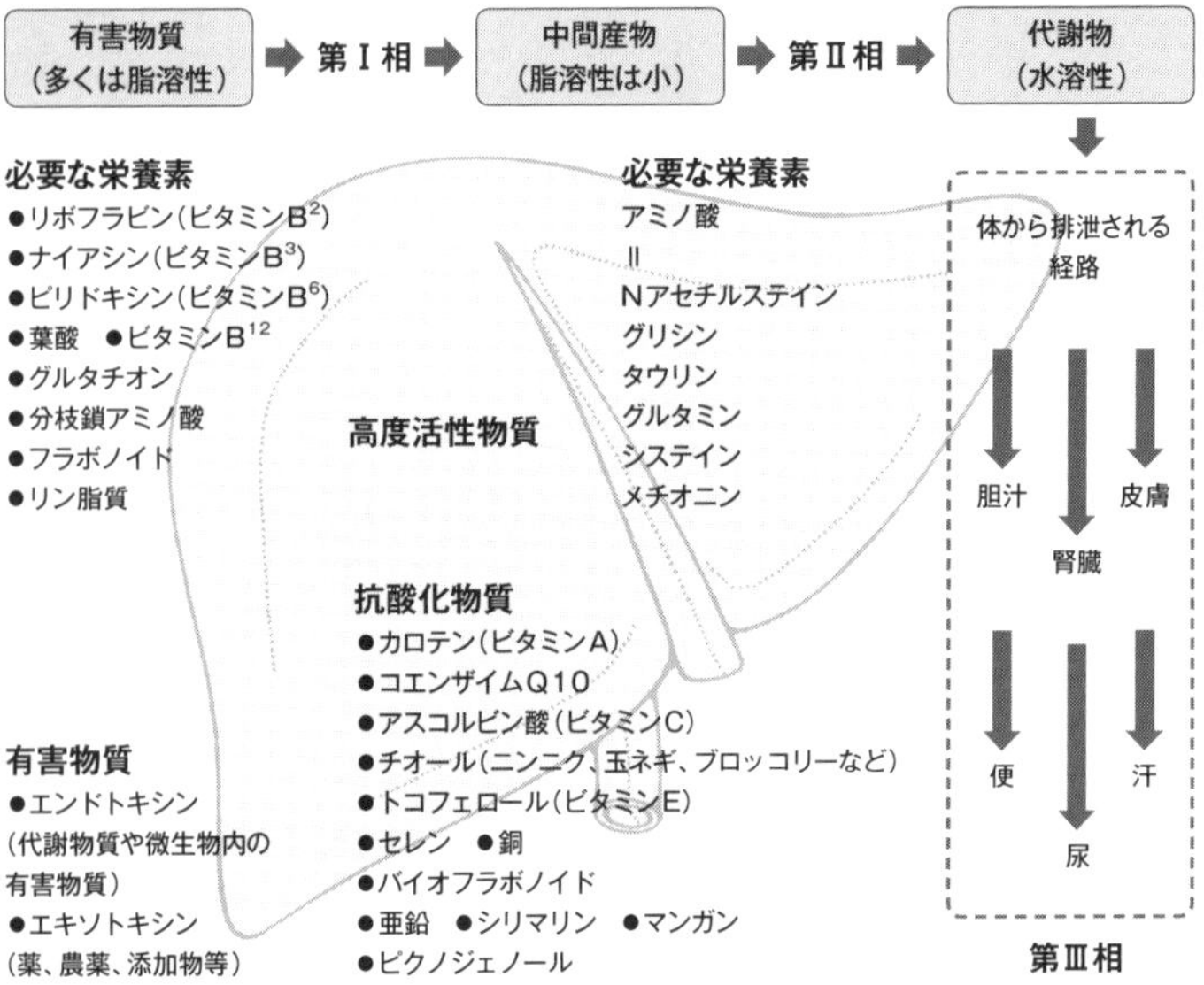

◉肝臓に負担をかけない

肝臓での解毒には3段階があります。

まず、チトクロームP450という酵素で異物を活性化し、次の段階へのステップとなります。

第2段階としてその活性化された異物に抱合し、それを水溶性に変えて排泄しやすくします。ここでは抗酸化物質の一つであるグルタチオンなどが重要な働きをします。

そして、最終的に第3段階として排泄していきます。

しかし、肝臓の解毒能力を超えて、デジタル毒も含めた有害物質が入ってくると、肝臓の働きは低下します。つまるところ、繰り返し述べているように、体内に入ってくる有害物質の総量が問題なのです。

解毒のための重要器官・肝臓の働きを高めるための生活習慣は以下の通りになります。

●働きの障害となるような有害金属を避ける
●肝臓に負担をかけるような異物の取りすぎ（有害物質）を避ける
●飲酒を控える。飲みすぎないように
●薬はとても肝臓に負担をかけるため、必要ない薬やサプリメントは避ける
●食べすぎ、便秘は肝臓に負担をかけるので、適度な量を食べ、しっかり排便を行うことを心掛ける
●苦みのある食べ物（春の草、タンポポ茶やチコリコーヒー、アロエ、ゴーヤなど）を積極的に取る。胆汁の分泌を促し、肝臓を保護してくれる
●ミルクシスルやうこんなどのハーブを取る。肝臓を保護して、解毒を助けてくれる

以上を心掛けることにより、肝臓は本来の力を発揮し解毒能力が高まります。

●腎臓を大切にする

腎臓も体に炎症をもたらす有害物質の排泄をつかさどる重要な器官です。

しかし、腎臓は肝臓以上に機能障害を起こしやすいデリケートな器官なので、よく注意を払って腎臓に優しい生活を心掛けることが必要です。

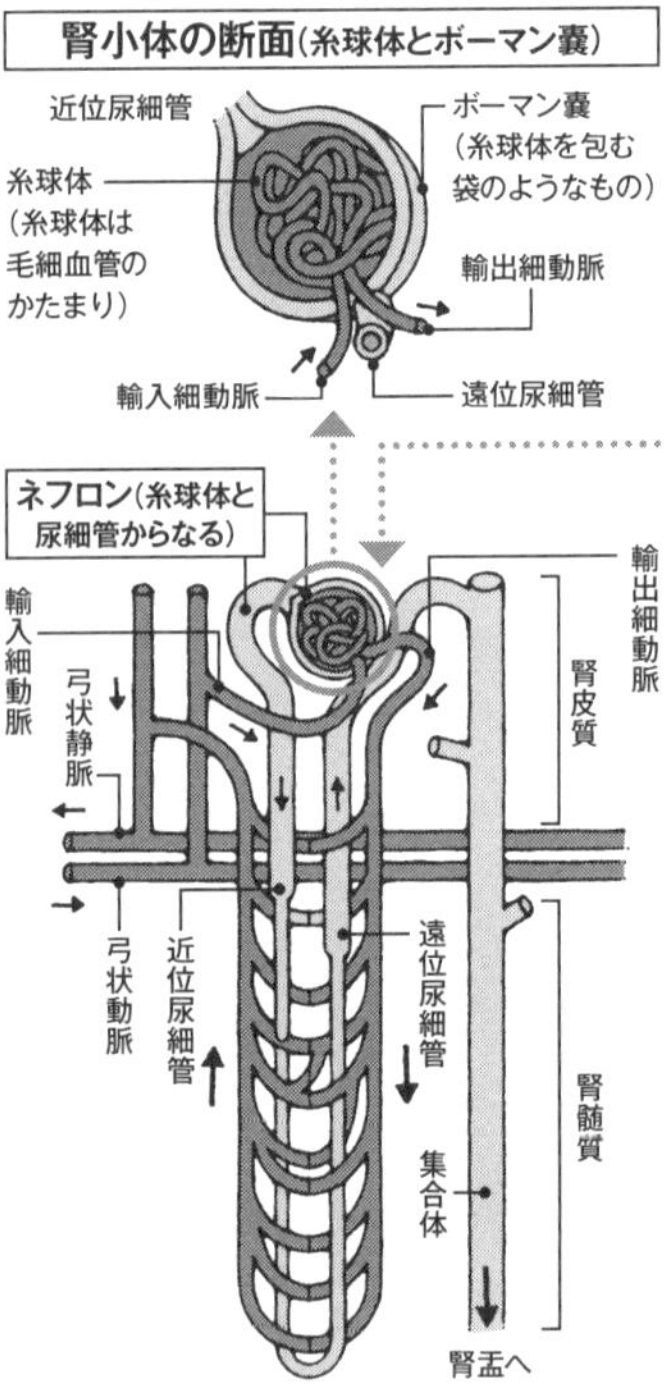

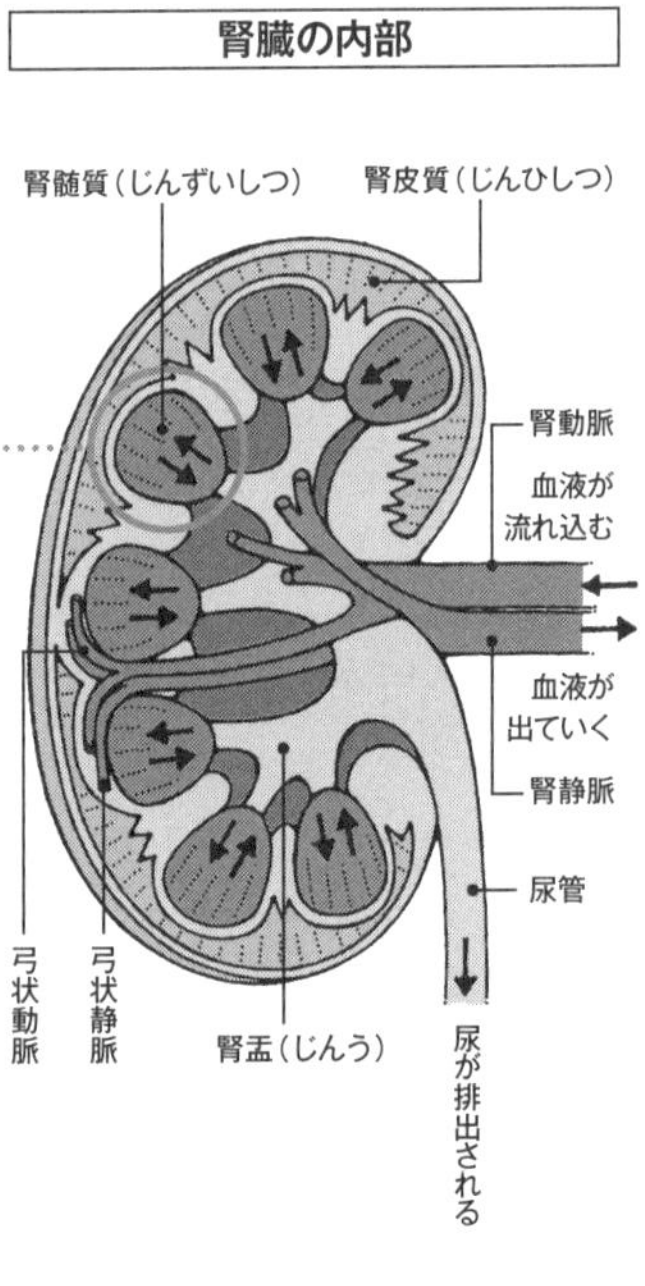

腎臓の大きな役割は尿を作ることです。尿の99％を再吸収し、残りの1％を排泄します。

この尿を作る工場のような役目をする場所をネフロンと呼びます。ネフロンは左右それぞれ100万個ずつあると言われています。

ただ、このネフロンの数が人種によって異なることがわかってきています。特にアジア人は数が少ないとされています。

そのため、欧米人に比べて日本人は薬害や毒の害を受けやすいと考えられます。

腎臓の機能を正常に保つためには以下の生活習慣が重要です。

●水分をしっかり取ること

腎臓は脱水症状になると、非常にダメージを起こしやすくなります。特に汗をかいたときなどは、水分をしっかり取ることが大切ですが、合わせてミネラルもしっかり取ってください。

ミネラルはさきほどの肝臓での解毒のサポートにもなります。

●酸素をしっかり取り込むこと

腎臓は酸素の取り込みが悪く、もともと低酸素です。ですから、体に酸素が少ないときは、腎臓はさらに低酸素になりやすくなります。リラックスできない、深呼吸などをしない、貧血の持続、空気の悪いところや一酸化炭素を含む場所での生活などで低酸素が続いた腎臓は無菌の炎症（Sterile Inflammation）といって、特に感染源がなくても炎症を引き起こすことがあるので、深呼吸を習慣づけたり、たばこの煙などを避けて新鮮な空気を吸うよう心掛けてください。

●ストレスを避ける

腎臓はストレスがかかると抗利尿ホルモンが増え、尿が出にくくなります。すると当然、排泄能力も低下していきます。

●酸性食品を避け、アルカリ性食品を多く取る

健康な体を維持するための体内の酸性・アルカリ性のバランスを保つのは腎臓で、人の血液はpH7.0の中性ではなく、pH7.4の弱アルカリ性です。

■20年間における尿pH、高尿酸血症およびメタボリックシンドローム（MetS）有病者の推移

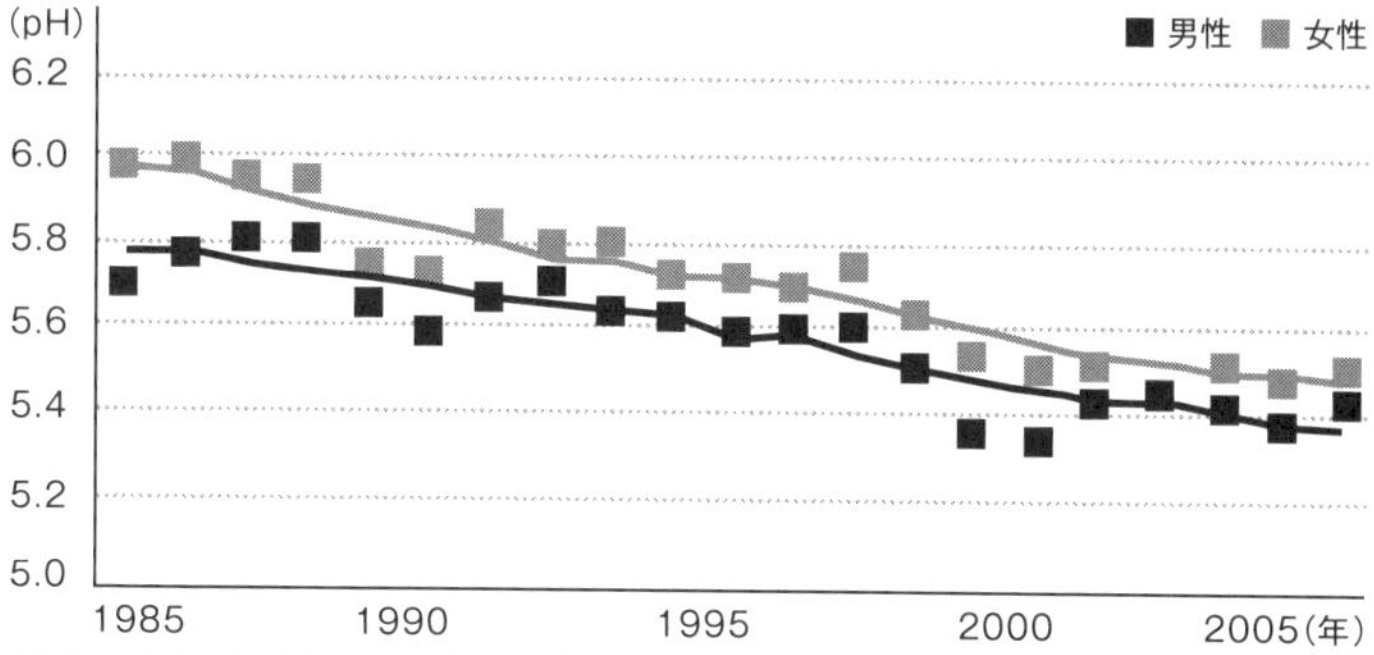

1985年から2005年までに虎の門病院の人間ドックを受診したのべ225826名のデータ
出典：辻, 原ら：人間ドック22(3), 55-60, 2007

酸性に傾きやすい加工食品、砂糖類、NaClのみの塩（人工塩）、タンパク質は、取りすぎに気を付けなくてはいけません。体が弱アルカリ性であるが故に酸性の異物を体から排出することができるし、各細胞がうまく機能していくのです。

近年、日本人の尿のpHは食生活の変化などによりどんどん下がっています。つまり酸性に傾いています。本来の血液のpHは7.4と弱アルカリ性です。このpHを保つために、尿は余分な酸を排出する（尿の酸性化の）必要があるということです。重度に酸性化した血液を弱アルカリ化させるためには、腎臓に大きな負担がかかります。

日本の検診では尿中のpHを測定しますが、それをまとめたデータがあります。30年前は尿中pHが6程度だったのが、pH5程度にまで平均が下がっ

ているのです。

この結果は、いかに現代の日本人が食事や体内の炎症によって、酸性化するものを多く発生させ、そのために腎臓をフル活用しなくてはならないかがわかります。

●不必要な薬を避ける

肝臓同様に、薬は腎機能に影響を与えるものが多々あります。日本では特に痛み止め（NSAID）や抗生物質などの使用頻度がとても高く、それらは腎障害を引き起こします。

●腎臓の働きの妨げになる有害金属を避ける

これも肝臓同様です。有害金属も排泄には腎臓の役割がとても大切ですが、多量の有害金属は腎障害を引き起こすことでも知られています。悪循環にならないように、有害金属を含めたあらゆる有害物質を入れないことを心掛けてください。

●生活習慣病の改善

糖尿病、尿酸値、高血圧、肥満は腎臓へ負担をかけ、知らず知らずのうちに腎障害を起こしている可能性があります。病気の自覚症状がなくても、それぞれの前段階でダメージを与えていることもあります。

腎臓を健康に保ち、体内の有害物質がきちんと排泄されていることが、結果としてデジタル毒の害から身を守ります。

3 自然な食べ物を食べていく

体の炎症を抑え、有害物質を排出していくためには、もちろんのことながら日々の食生活がとても重要です。世の中には排出力を妨げたり、それ自体が有害物質という食品も多いのが現実です。では、どのような食生活を送ればよいのか、シンプルにお話ししたいと思います。

有害物質を入れずに、体の解毒排出力を高めるために以下の四つを心掛けましょう。

❶生で取る（酵素、ビタミン、ミネラルを壊さない、いい水分が取れる）

❷健康な土壌で育ったものを取る（ミネラルを多く含み、有害物質が少ない）
❸微生物を含む食品を取る（プロバイオティクスなどの細菌類を含み腸内細菌叢を活性化）
❹脂溶性ビタミンを取る（免疫力を高める、ミネラルの吸収を高める）

それでは詳しく見ていきましょう。

❶生で取る

加工されていない生の状態で野菜を取ることによって、それに含まれる酵素、ビタミン、ミネラルを壊さずに摂取できます。例えば生の野菜や果物にはビタミンCが多く含まれています。有害物質の多くは活性酸素（フリーラジカル）を出しますが、抗酸化作用のあるビタミンCは、その解毒にとても有効です。

野菜や果物には消化や代謝を助ける酵素も多く含まれていますが、これは過熱すると壊れてしまうことも多いのです。例えばすりおろした大根には焼け焦げの発がん物質を分解するオキシダーゼや、抗酸化作用のあるカタラーゼなどの酵素が含まれています。

野菜に多く含まれるカリウムは、利尿効果があり、腎臓からの有害物質の排出を助け、また有害物質の中性化にも役立ちます。

また、よい油を生で取ることは重要です。植物油は熱に弱く、よいと言われている油も過熱するとトランス脂肪酸に変化し、悪玉コレステロールも増加させます。

油を生で取るときには、オレイン酸とリノール酸のバランスがよい米油がおすすめです。油を米油に変えただけで血圧が下がり、善玉コレステロールが上がったというインドの大規模研究が知られています。

オメガ3脂肪酸も抗炎症作用や血栓抑制作用などがあるよい油です。シソ油、亜麻仁油など生で取りましょう。大変酸化しやすいので料理用の油としては向いていません。オメガ3脂肪酸が含まれている小魚（アジ・イワシ・サンマ・アユなど）を食べて取るようにしてください。

食材をすべて生で取る必要はありませんが、生で食べる割合を1～2割上げるように意識するとよいでしょう。

❷健康な土壌で育ったものを取る

健康な土壌には豊富なミネラルが含まれています。亜鉛、ケイ素、マグネシウム、カリウム、モリブデン、マンガン、クロムなどどれも有害物質を排出したり、解毒を助ける補酵素として働いてくれます。しかし、化学肥料や農薬を多用している土壌は土地がやせ細り、土壌のミネラル量がかなり減少しているのです。野菜のミネラルは育つ土壌から得るものなので、やせた土壌からはミネラル不足の野菜しか取れません。できるだけ農薬などの使用量が少ない健康な土壌で育った野菜を取りましょう。

特にマグネシウムや亜鉛は体内から有害物質を排出するときにとても役に立ちます。そのため有害物質がたまりすぎると体内に不足するので、積極的に取る必要があります。

逆にこれらのミネラルが不足すると、有害金属（水銀、アルミニウム、鉛、カドミウムなど）が体に吸収されやすくなったり、排出されづらくなります。

現代の農作物は昔の野菜と比べてビタミン、ミネラルの含有量が減少していることが指摘されています。健康な土壌で育った野菜や果物は多少割高であっても、含まれている栄養素の含有量を考えれば、むしろ割安になる場合もあるので、検討してみてください。

❸微生物を含む食品を取る

納豆や漬物など乳酸菌を含む食品や発酵食品を取ると、そのまま乳酸菌が直接腸に届くわけではないのですが、これらに含まれるオリゴ糖や食物繊維、乳酸菌の死がいが善玉菌のよきエサとなります。そのため善玉菌、悪玉菌のバランスがよくなり、腸の免疫機能の強化や消化吸収力の強化につながるのです。

ただし、発酵食品や発酵の時間がたちすぎたものには注意が必要です。これらの食品にはアレルギー症状を起こすヒスタミンが多く含まれているからです。アレルギー反応を示す人が、毎日取っているとかえって体調を崩す場合があります。体によいと思って食べているときは、体調が悪くなっても発酵食品が原因だと気付かないこともあります。

もし、発酵食品を取っていて、かゆみや湿疹が出たり、お腹を壊す場合は、いったん食べるのをやめて様子を見てください。

❹脂溶性ビタミンを取る

脂溶性ビタミンには粘膜を丈夫にし、ストレスケアをして免疫力を高めてくれる効果があります。

脂溶性ビタミンにはビタミンA、ビタミンD、ビタミンE、ビタミンKがあります。

ビタミンAは皮膚や粘膜を健全な状態に保つ効果があり、免疫力の向上につながります。

ビタミンDはミネラルの吸収にとても重要な働きをします。また、抗がん作用やアレルギー抑制作用、うつ状態の改善など多くの健康効果が報告されています。

ビタミンEは、老化防止のビタミンとして知られています。強力な抗酸化作用で活性酸素（フリーラジカル）を取り除く効果があります。また、ホルモンバランスを整えたり、血行促進効果もあると言われています。

ビタミンKには骨粗しょう症を予防したり、動脈の石灰化を防ぐ効果が報告されています。

脂溶性ビタミンを取るうえで積極的におすすめしたいのは天日干ししている食品です。ちりめん、干しシイタケ、切り干し大根など。ビタミンDを多く含み、ビタミンAやEも含まれているこれらの食品をぜひ日常的に取ってください。

4 質のよい睡眠を取る

デジタル毒が体に炎症を引き起こしたりして、細胞レベルで悪影響を及ぼすことはお話しします。傷んでしまった細胞を修復するのが睡眠です。

睡眠は自律神経のバランスを整え、脳の栄養を増やし、解毒のスイッチを入れ、体内のリズムを整え、内臓の修復をしてくれます。つまり体内に起こる炎症を抑えたり、未然に防いでくれる効果があるのです。

内臓は各臓器で一番活発に働く時間が決まっています。例えば食物中の脂肪を分解しやすくするための胆汁の分泌がもっとも活発なのは夜中の2時です。

朝は排泄の時間、夜は吸収の時間、昼は消化の時間と言われるのもそのためです。夜に重力に逆らって立ったり座ったりすることは、体にとってとてもストレスがかかることなのです。

また、良質な睡眠を取ることによって副交感神経が優位に立ち、免疫細胞の動きを活発化し一日5000個できると言われているがん細胞を消してしまうことはよく知られています。

それほど、健康にとって重要な睡眠ですが、年齢を重ねるとホルモンバランスも乱れやすく、質のいい睡眠が取りにくくなります。

第3章の内容と繰り返しになる部分もありますが、睡眠はとても重要なので、改めてよい睡眠を取るための方法を紹介しましょう。

- 睡眠にトラブルがある場合は、寝室を見直す
- 静かに、暗くして寝る
- 寝る前にテレビやパソコンを使用しない、携帯は見ない
- 化学物質、ブルーライト、Ｗｉ－Ｆｉなどはきちんと切って寝る
- デジタル毒が発生するもの（電気毛布、ベッド周りの家電、コンセントの差込口など）を避ける
- 寝るときの寝具や服装も肌に優しい、オーガニックコットンや静電気の少ないものにしてみる
- 寒いのなら電気毛布ではなく、湯たんぽを入れてみる
- 昼に日光に当たる
- 運動不足解消
- コーヒーなどのカフェインを何杯も飲むような生活習慣をやめる
- 夜遅い夕食、夜間の過食をしない
- 消化しきっていないのに床に就かない

消化を必要とする状態での睡眠は眠りを浅くし、未消化物を体内に増やすことになります。未消化物が腸に悪影響を及ぼすのは前述した通りです。夜間は消化よりも吸収の時間なので、しっかりと胃の内容物をなくしてから寝るのが理想です。

寝る1時間ほど前にしっかり湯船につかって一旦体温を上げることも寝入りをよくする方法です。ゆっくり体温が下がるときに副交感神経が優位になり眠たくなります。

その他、副交感神経と交感神経のバランスを整えるためには、爪もみ、温冷シャワーを交互に浴びたり、寒風摩擦をしたりなども有効です。これらは血流を上げてくれ、リンパ管の流れも助けてくれます。これが夜に質のよい睡眠を取るための助けとなります。

適度な運動も血流を増やし、有酸素で体内に酸素を届け、代謝を上げてくれます。また同様に自律神経のバランスも整えてくれるため、質のよい睡眠を取るために重要なのです。しかし夜間に激しい運動をするのは、避けてください。交感神経が優位になってしまって睡眠を妨げられます。

また激しい運動のしすぎは活性酸素（フリーラジカル）を増やし、炎症体質にしてしまいますのでご注意ください。

ソファなどでうたた寝、テレビをつけっぱなしで寝ていて、自分は睡眠を取っていると思っている人がいます。それは良質な睡眠とは言えません。

まず、当たり前のことと思われる、湯船につかり、パジャマに着替え、電気や携帯やテレビを消して、お布団で横になって寝てみてください。朝起きたときの疲れの取れ方が違います。

どうしても眠れないときには、睡眠薬に手を出す前に、睡眠効果のあるハーブやアロマなどを使うのも一つの方法です。

またメラトニンという睡眠をつかさどるホルモンがあります。夜になると分泌が高まります。メラトニンは日中、日光に当たると出てくるセロトニンという神経伝達物質を原料として作られます。そのため、セロトニンの生成量を上げることにより、眠りにつきやすくなります。日中セロトニンの生成量を増やすためにはまず、昼間日光に当たることが重要です。さらにメラトニンには抗酸化作用、抗デジタル毒作用もあります。デジタル毒であるブルーライトはメラトニンを減少させるため、サプリメントなどで補充してあげるのもレジリエンスを高めるためにいい手です。

5 運動する習慣

運動は血流やリンパの流れを改善し、排泄を助けてくれたり、酸素を全身に行きわたらせて、ミトコンドリアの機能を高めたり、ミトコンドリアを増やしてくれます。それがデジタル毒のレジリエンスを高めることにつながります。

運動を行うことで、重要器官であるリンパの流れがよくなります。これは免疫力を高めて病気に対する抵抗力をつけることにつながります。

また善玉コレステロールを増やして悪玉コレステロールを減らす効果もあります。これが血流の改善につながる好循環を生み出します。

また、運動することにより、ミトコンドリアが

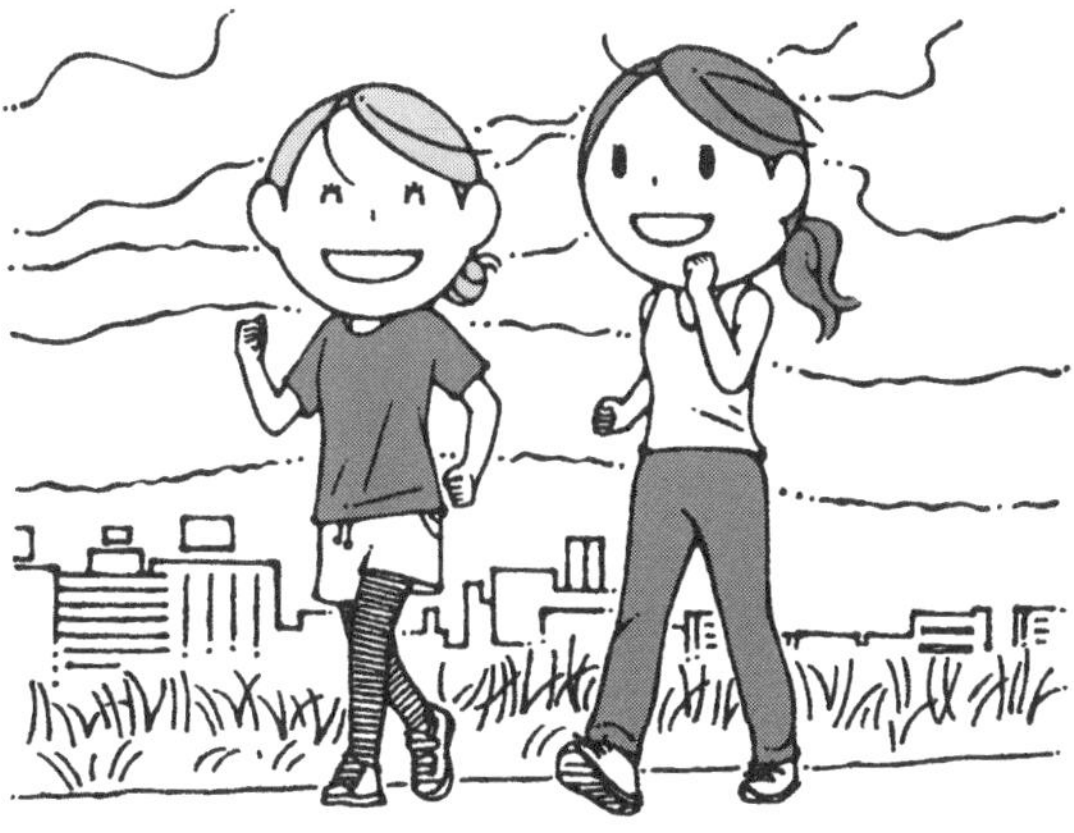

増えていきます。ミトコンドリアは前述した通り、体を動かすエネルギー（ATP）を作り出す細胞内小器官です。デジタル毒によって、ミトコンドリアの機能が衰えるという話をしましたが、運動によってミトコンドリアを増やすことにより、体のエネルギーを生み出す力が上がるのです。これにより、デジタル毒がミトコンドリアに与える影響も減らすことができます。

また、運動は心肺機能の強化につながります。心肺機能が高まると、肺での酸素の取り込み量が増え、全身に血液を送り出すポンプ機能も向上します。その結果、体の隅々まで酸素を送り出す力が強まるのです。末梢に酸素を届けることは、栄養を吸収する過程にとっても大切です。また末梢に酸素を届けることでリンパ系も活性化してくれます。

運動する際、ジムにあるランニングマシーンなどはデジタル毒を出していますから、できれば気持ちのいいアウトドアでのウォーキングなどをおすすめします。

ヨガや太極拳などもいいですね。ゆっくりやれる有酸素運動がおすすめです。

運動がどうしても苦手な人や体調不良のため運動ができない人にはマッサージなどがよ

いでしょう。リフレクソロジーや足つぼ、リンパマッサージなどは自分ではできない場所を刺激してくれ、リンパの流れをよくする効果があります。また、わざわざ運動時間を作らなくても、極力階段を使うなどよく歩くことを心掛けるだけでも違います。

6 汗をしっかりかく習慣

今は、どこに行っても空調が整っていて毎日体を動かす習慣のある人以外はあまり汗をかかないようです。

しかし体にとって汗をかくというのはとても重要です。有害物質の排出が重要だという話をしましたが、発汗作用は排泄機能を持っているのです。

汗の中には多くの有害物質が含まれています。

実際の解析で、モルヒネやコカイン、アンフェタミンなどの薬物や化学物質などが出ることがわかりました。

PCBs（ポリ塩化ビフェニル）やポリクロリネイトビ

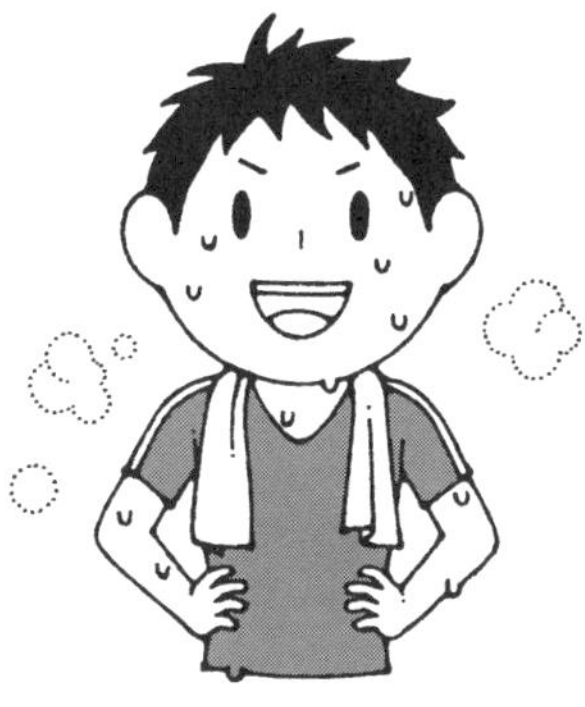

フェニル、塩素系殺虫剤やヘキサクロロベンゼンなどもサウナからの汗で検出されています。そのほか有害金属も検出されています。

これは汗特有の働きで、涙の中には認められません。

つまり、汗をかくことによって体の有害物質を減らすことができるのです。

運動で汗をかくことはこのように毒の排出にもつながります。また運動の時間が取れないときには、サウナや入浴でしっかり汗をかくことも解毒を助けてくれます。足浴も効果的です。温湯の中に塩やミネラルを入れてあげることでさらに排泄を促してくれますし、排出を助けるミネラルの摂取にもなります。

また砂浴や土の上を歩くことで、ミネラルや微生物の力を借りて皮膚からの排泄を促してくれますし、アーシングとなるのでデジタル毒の排出にもつながります。

温めるという行為は、汗を出す以外にも、血流をよくし、全身からの有害物質の回収につながります。リンパの流れもよくなるため、白血球がすみやかに問題が起こっている局所に届き、有害物質の処理能力が高まります。

汗をかく行為により、体の循環が高まると、酸素も栄養も全身に行きわたるため、体内の代謝が高まります。これには、入浴や足浴、腰浴などもとても役に立つのです。

ただし、注意点が一つあります。汗をかくと、有害物質と同様に体の有用なミネラル分も輩出してしまうことです。汗をかいた後はミネラルを含んだミネラルウォーターやミネラルをふんだんに含んだ野菜や果物を摂取して、失われたミネラルを補給するようにしてください。

7 デジタル毒レジリエンスを作るためのストレスケア

現代を生きる私たちは、多くの有害物質に負けないくらい多くのストレスにさらされています。ストレス過剰はうつ病など精神疾患につな

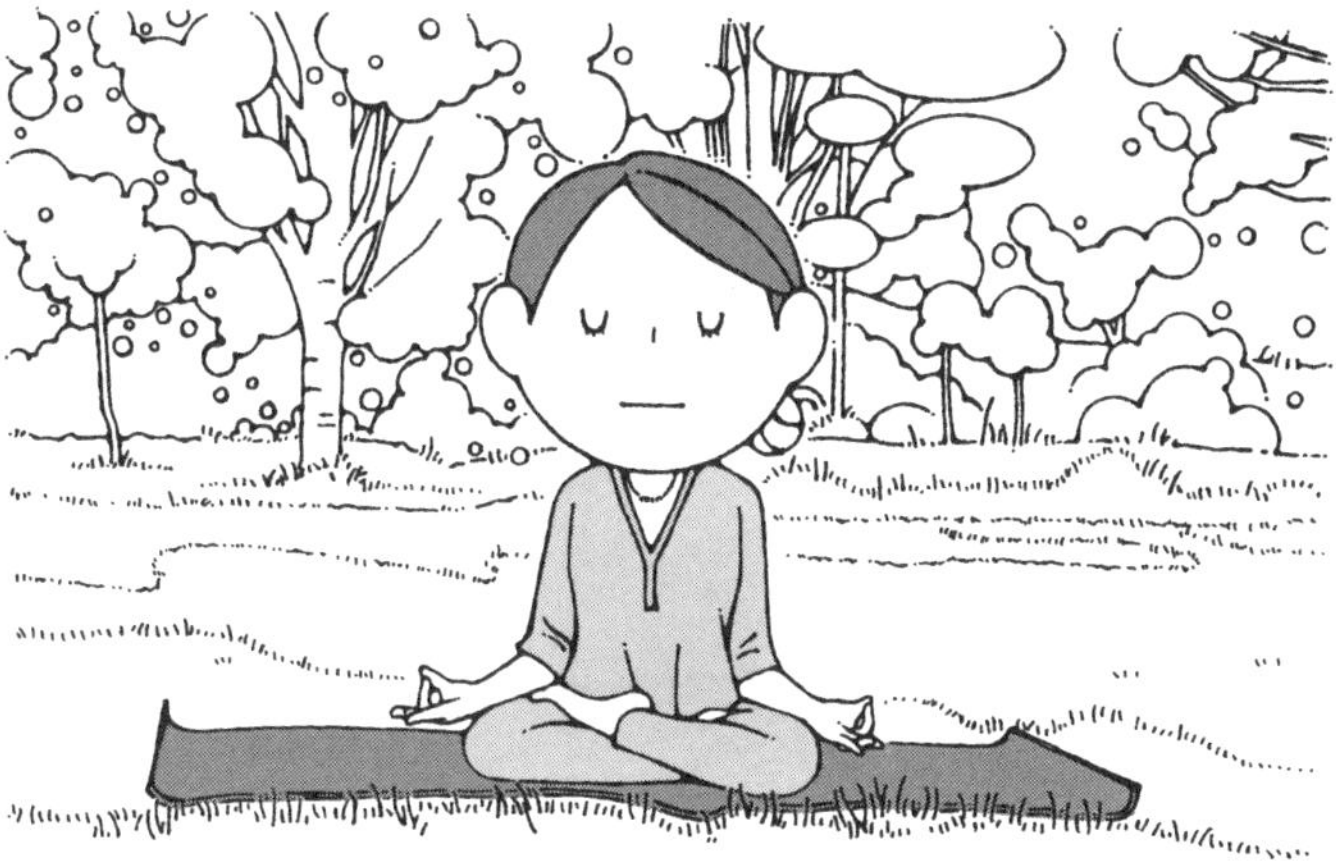

がるという認識は皆さん持っていると思いますが、ストレスは体内の解毒排出機能とも大きく関わっているのです。

私たちが無意識に生体活動するために重要な自律神経には活動状態をつかさどる交感神経とリラックス状態をつかさどる副交感神経があります。この二つがバランスを取りながら働いています。強いストレスがあると、交感神経が優位になります。体は戦闘モードに入り、筋肉を硬直させ、血管が収縮して血糖値を上げ、すぐ動ける状態を作り上げます。すると内臓（排泄臓器も含める）の機能を高める副交感神経が抑制されるのです。この状態が長く続くと、交感神経過緊張やさらなる副交感神経抑制が起こり、血流が落ちた結果、炎症を引き起こして解毒、排出機能が落ちていきます。

体内に起こる炎症の怖さについては、もう皆さんよく

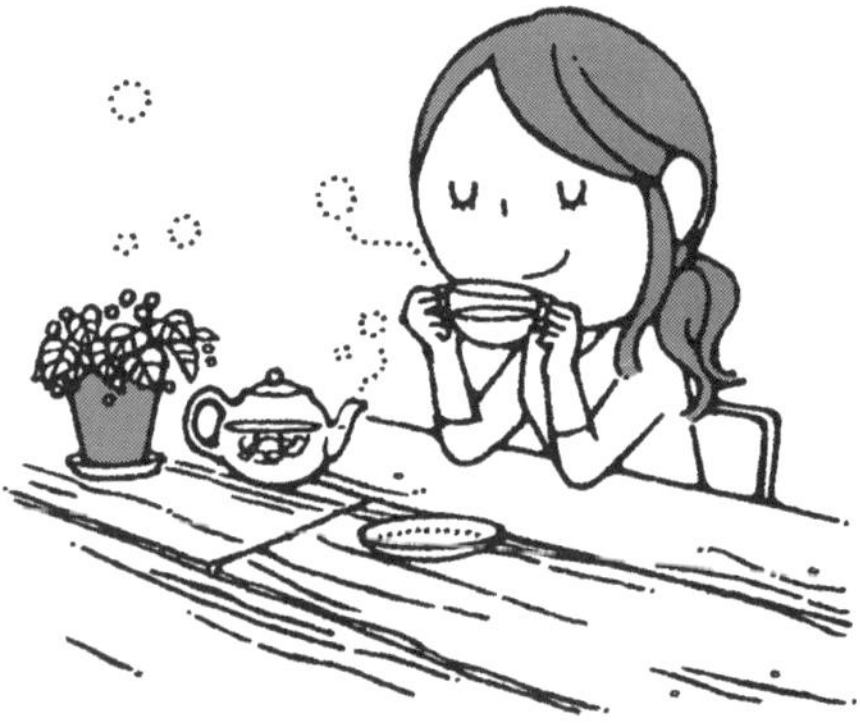

おわかりでしょう。このように、ストレスは精神的なダメージだけでなく体に与える影響も大きいのです。

現代は、ただでさえストレスの多い社会ですが、デジタル毒自体も交感神経を刺激する作用で、知らないうちに体にストレスを与えています。これはすべてを避けることは不可能なので、防げるストレスは防ぐか解消していくことが大切です。

すでにご紹介した、運動などはストレス解消効果もあります。また、アロマ、旅行、森林浴など何でもかまいませんが、自分なりのストレス解消法を見つけましょう。それが体の解毒・排出機能を高めてデジタル毒に強い体を作るのです。

●とらえ方を変える

ストレスは人それぞれの感じ方によって、その強弱はかなり変わってきます。

ストレス解消法を身につけたとしても、そもそも感じるストレスを減らせたらそれに越したことはありません。そのためには、物事のとらえ方を変えてみるというのも一つの方法です。

例えば、とても嫌な上司が職場にいるとします。するとその上司のことばかりが気になって、そこはとてもストレスフルな職場になります。

『じゃあ考えなければいいじゃないか』と思われるかもしれませんが、人は『考えまい、考えまい』と思うと余計その考えにとらわれてしまうものです。

そんなときは無理に『考えまい』とするよりも、他のことに目を向けたほうがとらわれから離れられることがあります。「とにかく目の前の仕事に取り組んでみる」「休日の過ごし方を考える」「子どものかわいい写真を眺める」など。そんなことかと思われるかもしれませんが、意外と小さなことに目を向けることが、ストレスの元凶から目をそらすことにつながったりします。

また、人は自分が持っていないものや恵まれていないことばかりに目が向きやすいのですが、まずは持っているものに目を向けてみましょう。

例えば肩が痛いと辛いです。痛くて辛いのでそのことばかりに目が向いてしまいます。しかし、そんなときは反対側の痛みのない肩や動く足、饒舌な口、毎日できている排便、痛くない胸など恵まれているところにも目を向けてみてください。

コップに水が半分入っているとき、『もう半分しかない』と思うか『あと半分もある』と思うかはその人次第です。あと半分もあると思ってみるだけでとても心が軽くなるでしょう。

自分の悪いところばかり見ているとその欠点が実際より大きく見えてくるものです。鼻の横にニキビができたとき、気にしていつも鏡で見ていると、そのうち5㎜程度のニキビが何センチもあるように感じてしまうかもしれません。

こんな風に自分にとっての不安の原因やストレスは、実際は人生の中でほんのちっぽけな出来事かもしれないのに、頭の中で占める割合が90%以上になっていることがありませんか？

不安やストレスは0にする必要はありません。

ただ自分のコントロールできる範囲に収まればいいわけです。

本書をここまでお読みになって、「私たちの住んでいる社会は避けられないデジタル毒や有害物質に囲まれて逃げられない。こわい」と感じた人も多いと思います。確かに避けられないことは事実ですが、反面、100年前に比べてとんでもなく便利な社会に生きていることも事実です。

ただ、減らす努力をすればよいだけなのです。便利な社会を享受しつつ、本書を参考にしていただき、極力デジタル毒の弊害を少なくすることによって、健康的に生きていくことができるのです。そのように考えて実践していただけたらと思います。

第7章

デジタル毒を見直して変わった人たち〜症例

【Kさん　50代女性　乳がん】

検診で乳がんとわかり、幸い転移もなく、局所の摘出手術と放射線の治療を受けました。

クリニックではじめて家の間取りを見たとき、デジタル毒に囲まれて生活していることには全く気が付いていないようでした。

長年、便利さからリビングで寝るようになっていました。リビングには、スプリングベッドを置いて寝ていました。スプリングベッドはスプリングがコイル状になっています。コイル状のものは電場をキャッチしやすく、磁場を発生させます。

そのため電磁波をためやすいのです。

ベッドの枕元側にはパソコン機器が置いてあって、Ｗｉ－Ｆｉのスイッチは一日中入れっぱなしです。

そして足元はキッチンなので冷蔵庫などは24時間稼働したまま。リビングなのでテレビや電気マッサージの椅子も置いてあり、電子機器に囲まれていました。

不眠なども全く訴えていず、どちらかというと鈍感なタイプであったようです。

乳がんの原因については触れませんが、この生活をすでに10年以上続けていたわけです。

寝る部屋を変えてもらい、Wi-Fiは必要時以外スイッチを切ってもらい、携帯は飛行機モード、使わない電子機器はコンセントを抜くなどデジタル毒対策をしてもらいました。

するとその週は眠くて、眠くて、一日4時間しか目が開けていられず20時間寝る状態が1週間続きました。今まで睡眠不足と感じたことはなかったのです。

そして徐々に体力も回復し、クリニックで点滴治療を受けるとき今まではうたた寝していたのですが、そのうたた寝する回数も減り、髪のつやも出てきて元気になりました。

さらに10年以上眼圧が高く緑内障ということで、眼科で点眼薬をもらっていましたが、眼圧が正常値になっていたこと、体温計の測定音（高音は年齢を重ねると聞き取りにくい人が増えます。彼女も今までは体温測定しても聞こえなかったのですが）が聞こえるようになったのには驚いていました。

【Iさん　60代女性　不眠、冷え、めまい】

10年来不眠、下半身からとにかく冷える、めまい、やる気のなさ、胃がもたれるとのことで来院。

めまいなどに対して脳MRIや耳鼻科の検査などを行っても特に異常はないとのことでした。

過去には不妊治療、子宮の病気もありました。

食事でよくパンを食し、甘いものを食べていたので、食生活の改善と元々慢性上咽頭炎の治療である上咽頭擦過療法EAT《イート》を希望して来られたため施術しました。

上咽頭炎は存在しており、EATを数回行い、出血は改善しました。頭痛は少しましになったのですが、他の症状は改善の兆しが見えません。漢方も試してみましたが、冷えや不眠は全く改善しませんでした。

3ヶ月で治療が途絶えていましたが、半年ぶりに来院されました。食事はとてもきちんとされていましたが、だるさと冷えは改善していませんでした。

寒くて寒くてたまらないとすっかり外は30度もあるのに手足の冷えを訴えるのです。しっかり食事も改善していたので、環境について探ることにしました。

住居について訊ねてみると、田んぼを挟んだ目の前に何の障害物もなく高圧送電線鉄塔が存在していることがわかりました。さらに、寝室の窓から見える位置にあったのです。これでは寝ても疲れが取れません。

一番いいのは引っ越ししてもらうことなのですが、とりあえず苦肉の策としてWi-Fiルーターはなかったのですが、複数あった冷蔵庫を一つ処分してもらい、鉄塔より一番遠い部屋で、一部屋間に入るように、また頭を鉄塔の反対側に向くように寝てもらいました。余計なコンセントを抜いて、自宅でできる範囲のデジタル毒対策をしてもらいました。

はじめて少し体が軽くなり、冷えが少しましになってきました。時間はかかるかもしれませんが、できる範囲で電磁波対策をしていくことを継続しています。

【Uさん　70代女性　慢性的な皮膚掻痒症、湿疹】

軽度の慢性腎不全があり、10年来続く皮膚掻痒症と湿疹で相談に来られました。

今までも皮膚科で塗り薬のステロイド軟膏、飲み薬の抗ヒスタミン薬、ステロイド内服薬を処方され、服用していましたが改善しません。

腎臓が悪くても湿疹、かゆみを発生することがあります。腎機能障害はそれほどひどくはなかったのですが、まず、腎臓に対するケアとして添加物などを避けてもらい、食事に気を付けてもらいました。すると、かゆみが少し楽になった気がしたようです。

しかし、また一つ湿疹ができるとかゆくて掻いて、広がるということを繰り返しており、同じようになっていきました。

食事はよく気を付けて、仕事の日はどうしても外食やお弁当（外の）になりますが、それ以外は添加物など避けてくれていました。

そのため、次の段階として環境や電磁波についての質問をしていきました。

彼女は非常に静電気を持ちやすく、診察のとき触るだけでビリッときます。静電気を帯電しやすい方はデジタル毒の影響を受けやすく、ベッドもスプリングでした。

そして電子機器が多い部屋にいたので、部屋を移動してもらい、一階の布団で寝てもらうことにしました。

簡単なデジタル毒対策をしてもらっただけで新しく湿疹もできず、かゆみも治まりました。薬も服用する必要がなくなったのです。

【Sさん　50代女性　めまい、線維筋痛症、副腎疲労】

10年以上続くめまい、頭のふらふら感、動悸、全身疼痛、慢性疲労と向精神薬の断薬のために来院されました。

全国様々な病院に受診され、断薬や代替療法、サプリメントを処方され試していました。

金属歯がよくないと思い、除去を行おうとし、歯科受診したところ全く麻酔薬が効かず、治療を中断するしかありませんでした。

栄養学的な検査などを行い、多くのミネラル不足、腸カビの存在がありましたが、自分で移動したり、食事の用意をしたりすることがままならず、家族や友人に送り迎えしてもらいながら生活を行うといった状態でした。

めまいが強く、座った状態が保てず、いつも何かにつかまっていないといけません。それもずっとではなく、突然起こるめまいなので、急に何かをぱっとつかむのです。

向精神薬も1種類だけとなっていましたが、半錠どころか10分の1の量を減らすだけでもリバウンドが出るため、なかなか減らすこともできませんでした。

食生活は甘いものも取らず、小麦や乳製品もほとんど口にせず、きちんとされていました。あらゆるサプリメントや治療（食べ物やココナッツオイル）にも過敏に反応し、サプリメントの処方ができませんでした。

腸カビはゆっくり時間をかけて、なんとかコントロールできましたが、体内のミネラル吸収が悪く、特に亜鉛がなかなか増えてくれません。

口腔内は、感染を繰り返し、治療をしようにも麻酔が効かず、抗生物質や薬に対しての過敏があり、前に進まず感染を繰り返していました。

治療が進んでも筋力は落ち、突然倒れそうになるめまいや動悸が認められます。副腎疲労もあるためストレスがかかると唇が赤くなったり、局所に腫れが出てきたりしました。副腎疲労のハーブなどにも反応するためゆっくり取れる物を徐々に進めていきました。

彼女には化学物質過敏症もあると考えられます。そして、ヘルペス感染症も繰り返しており、ホメオパシーなどを使用して優しく補助をするしかありませんでした。

しかし、彼女の状態がデジタル毒とも関連していると考え、家の状態を聞き取り、対策をしました。

まず、スプリング式のソファにずっと居たこと、エアコンがかかると具合が悪くなること、家のWi-Fiルーターのスイッチなどがつけっぱなしであったこと、睡眠もスプリング式のベッドで寝ていたこと、コンセントのそばで寝ていたこと、を変更してもらい、Ｗｉ－Ｆｉを切り、部屋の電子機器をなるべく切ること、電磁波対策のものを身につけるなどをしてもらいました。

４年間何かをつかまないと座れなかった状況が、座って診察を受けるときにも何かにつかまる必要がなくなったのです。

一日寝ていないといられず、悪いときは這ってしかトイレに行けない状態だったのに、動ける日が出てきました。体調がいいと思える日が出てきたのです。

向精神薬の減量もさらに少しずつですが、進めることができています。

【Ｏさん　30代女性　アトピー性皮膚炎】

乳児期よりアトピー性皮膚炎がひどく、白内障にもかかり手術を受けています。様々な治療を受けてきました。

西洋医学的な治療に加え、断食や生野菜だけの食事療法、サプリメントや入浴法や整体法なども試されて、ステロイドの離脱を試みては、悪化を繰り返し、全身ただれて浸出液が出て、色素沈着し、全身皮膚が厚くなっていました。

食事（小麦、乳製品、甘いもの、加工品）を変え、身につけるものに気を付けていても、症状は変わらず、ただれるような皮膚、黒く変色した皮膚でした。

腸カビがいるのではないかと、自分なりに気を付けてみたがどうしていいかわからなくなり、遠方より当院に来院しました。

食事を改めて見直し、EAT《イート》の治療も行い、腸カビ対策を行うと少し状態が改善し、ひと月後には、ただれることはなくなりました。しかし、少し食事が乱れるとまた炎症を起こし、皮膚炎が出てきました。

また体がとても冷えていました。もともと電磁波などの知識もあり、その対策を自分なりに行っていました。改めて自宅の状況を聞くと、電化製品が多く置かれている台所に常にいること、その上が寝室でした。自分の部屋を家電や配電盤、コンセントの影響の少ないところにおき、電磁波対策グッズも試してみました。

すると、すぐに手足、体が温まるのがわかり血流の改善が見られました。そのひと月後には肌の色素や皮膚の厚みが改善していました。

一部炎症が残っているところがありましたが、ステロイド使用や特殊な入浴などを行わなくてもジュクジュクするほどの炎症は消えていました。

さらに体が動かせるようになったので、運動をして汗もかけるようになりました。3ヶ月後には今まで何十年も黒ずんで変色していた厚い皮膚が、肌色のきれいな状態になってきたのです。

【Mさん　30代女性　不安障害】

結婚前は化粧品の販売をしていました。

つまり常に化学物質を吸入し、自分も好きなので化粧品を色々試していました。ネイルもそうです。

またお菓子ばかりの食生活でした。体調を崩し、仕事をやめ、子宮内膜症とチョコレート嚢腫の手術を受けた後、結婚し、妊娠・出産をしました。

ご主人が家電大好きでしたが、多くの電化製品が目の前にあると体調が悪くなることに気付き、なるべくご主人の部屋に持っていってもらうと少し楽になったようです。

夕方に疲れやすく、すぐに緊張してしまい、嫌なことをいつも考えてしまう。そして、不安になりやすく、来院。抗うつ薬の内服の過去もありました。

食事は体がつらいこともあり、パンやレトルトものも多いようでした。

特に産後に症状がひどくなり、子どもがなかなか寝ず、おとなしくならないため子育てにも悩み、そういうときは携帯で動画を見せていたようです。子どもは落ち着きがなく多動気味です。

まず、食生活を見直してもらい、できるだけ自然な形（いりこなどの小魚によるダシやお野菜など）でおつゆを取ってもらい、家電はできるだけコンセントを抜いてもらい、そこから離れたところで睡眠を取ってもらうようにしました。Wi-Fiルーターのスイッチも切ってもらい、携帯をなるべく見ないようにと指導しました。

すると不安感は改善され、自分で料理をしようという気持ちになってきて、子どもも落ち着き始めました。

【Aさん　40代女性　ふらつき、めまい、疲労感、不安感、抑うつ】

5年ほど続く症状のため、向精神薬を服用していましたが、症状は改善されず、常にふらふらしている症状がありました。

当院で減薬を試み、EAT《イート》の治療や食事改善をし、徐々に症状は軽快し、1年かけて向精神薬をやめることができましたが、ふらふらが改善しませんでした。

デジタルデトックスをして症状が随分改善したのですが、会社に行くとふらふらが消えません。そのため、会社でノイズをカットする電磁波対策グッズを使用すると、随分楽になりました。

彼女は家をオール電化にしており、その中で壁に頭をぶつける出来事があり、それをきっかけに症状が出始めました。

しかし、家全体に対策をすると、家族がイライラしなくなりました。そして子どもはゲームばかりしていたのが減り、将来をしっかり考えるようになりました。

さらに、ご主人との関係が悪くなっていましたが、優しくなり、子どもにも怒鳴らなくなりました。

デジタル毒の対策をすると、家族全員が落ち着いて、睡眠もよく取れたり、関係がよくなるということをおっしゃる患者さんは少なくありません。

【Hさん　70代女性　耳鳴り、不安感】

10年来続く右記の症状がありました。

当院で食生活の見直し、慢性上咽頭炎の治療（EAT《イート》）やビタミン剤の投与などを行い、症状は半減しましたが、週の半分ほどは具合の悪い日があり、耳鳴りが始まると不安感が襲ってきて体調が優れません。

症状が半減した結果、考え方も以前よりは前向きになり、自分で症状が悪いときはゆっくりするなど受け止められるようにはなっていました。

ただし、半年ほどしてもまだ週の半分ほどは体調が悪いため、自宅の状況を聞いてみると家をオール電化にしてから調子が悪くなったとのことでした。また携帯は電源を入れっぱなしにして、寝室に置いていました。

そのためWi-Fiルーターのスイッチは寝るときには切って、寝室に携帯は持ち込まずに寝てもらうようにしました。抜けるコンセントは抜いてもらい、なるべく壁に近くないところで寝てもらうようにしました。

すると睡眠がよく取れるようになり、夜間の耳鳴りが減ったため夜間の不安感もなくなり元気になってきました。

【Bさん　40代女性　急激な倦怠感】

2020年4月に一度体の不調を訴えました。異常にだるくて、熱っぽく、のども痛いとのことでした。新型コロナ感染症の緊急事態宣言のため仕事を控え、自宅でゆっくりし、少し改善していましたが、5月末になり、仕事をしてもすぐに疲れる、何とも言えずだるいとのことで受診されました。

のどの痛みも訴えていたのでEAT《イート》を行い頭痛や咽頭痛、だるさは半減しました。

しかし、問診でよく聞いてみると、4月にSNSをずっとしていて携帯やパソコンに向かう時間が圧倒的に増えていました。そのとき腕がだるくなって、ズーンと重く感じたとのことです。

そのためデジタル毒対策を指導し、できるだけ携帯やパソコンは使わずに電磁波対策のグッズなどを携帯（仕事でやむなく使うため）に取り付けたりしてもらいました。

するとすっかり楽になりました。

この時期に、多くの学生さんが体調を悪くされ、受診されました。

自粛のため今までのハードな通学、塾、勉強から解放されて、ゆっくり眠れることにより体調が改善する子たちがいる一方、オンライン授業を朝から夕方まで見ることで体調を崩す子たちが出てきたのです。

今後、在宅ワークやオンライン授業、オンラインセミナー、オンラインゲームなどでのコンタクトが増えてくることが懸念されます。電磁波対策をしないとさらに体調が悪くなる子たちが増えてきます。

テレワーク化が進んでいく中、もちろんストレスや外出できないことによる問題もありますが、それらを差し引いてもデジタル毒の影響は考えないといけないでしょう。

特にまだまだ脳の発達、シナプスの形成が行われている青少年期は大事な時期です。今のこの時期以外にも保育園での布団のセンサーや学校でのタブレットを使った授業などは、できれば光ファイバーなどの有線にし、体につけるタイプの電子機器の使用は子どもには使わないなど安全面を考えてもらいたいと思います。

【Tくん　4歳男児　自閉症スペクトラム、多動、不眠】

赤ちゃんの時から1~2時間おきに起きて、夜眠らない状態でした。言葉の遅れや多動が目立ち、2歳半のときに自閉症スペクトラムと診断されました。

感覚過敏で体温計をわきの下に入れることもできません。

小麦、乳製品、加工品、砂糖類はやめてもらい、間食も気を付けてもらいました。

自宅で母親がそばで携帯を使っていました。Ｗｉ－Ｆｉルーターのスイッチは切ってもらい、携帯をそばで決して使わないよう、夜間も寝室には置かないようにお願いし、ひと月後に来院してもらいました。

多動がずいぶんおさまり、目合わせもすぐにしてくれるようになりました。夜間は全く起きず（それまで必ず泣いたり、叫んだりしていたのが）、チャイルドシートにも全然乗ってくれなかったのが乗れるようになり、排便の失敗もなくなりました。

二ヶ月後には手や体も触らせてくれ、体温も測ることができるようになりました。色々なことにもグングン耐えられるようになっています。

●ペットの寝床の場所も大切

飼っているペットが急に夜中に吠える、飼い主を噛むようになる、落ち着きがなくなったとき、患者さんに夜間Ｗｉ－Ｆｉルーターのスイッチを切るように伝えたところ、ペットも落ち着いてきたということがありました。

急に落ち着かなくなった時期は、思い返せばちょうどＷｉ－Ｆｉの横に寝床を移した後だったとのこと。今では夜はスヤスヤ寝て、すっかり落ち着いているそうです。

さらに心臓の悪いペットの近くにあったWi-Fiのスイッチをオフにすると、どんどん元気になってきたり、薬が不要になったと教えてくれた方もいます。

ペットの病気や機嫌とも関係しているかもしれませんね。

おわりに

電磁波はすべての生物に影響します。

それはいい影響も悪い影響も含めてです。

そして、蓄積していくため長い時間をかけて様々な障害を引き起こす可能性がありま
す。

これはすべての生命体に影響し、大きな環境への関与にもなっているのです。

悪い影響があると言えば決まって、エビデンスは？　論文は？と聞かれます。

私はなるべく出典を記載するようにはしていますが、あまりメジャーでない論文や会議録などを使用することもあります。そして、私が参考にしている出典には否定論文も必ずあります。

しかし、あるイタリアの裁判で病気とデジタル毒との因果関係を否定する論文数百と、因果関係がある論文が数十提出されたとき、スポンサーがない論文を排除した場合、否定する論文はゼロでした。そのため、その裁判はデジタル毒と病気との因果関係を認めたとされています。

つまり、このように医学論文でもスポンサーによる研究費が出される場合、かなりのバイアスがかかるのです。そのことを裁判所は認識していたということです。メジャーな論文だからと言ってすべての論文が正しいというわけではありません。

また、学問と臨床は違います。

一人ひとり性格や顔、指紋が違うように、体の状態や反応も違うものです。一般的な学問でひとくくりにすることはできないのです。

日本は経済優先のところがあります。

本当に危険とわかったもののみ、注意喚起して規制をしていきます。

例えば携帯電話のデジタル毒が脳によくないと言われる中であっても、人での研究はまだ不十分だとしてそれを無視しています。その結果、10年後に自分の子どもの子ども、そして自分に認知症や発達障害が起こった場合、仕方ないと思えるでしょうか？

ある程度のリスクが動物実験などでわかっており、統計的にも疑わしく、実際に症状が出る、病気になる人がいるのなら、特に発達途中の子どもには十分な注意をしてあげようとするのが、私たち大人の責務や使命なのではないでしょうか？

安全と言われるものが必ずしも安全ではありません。

技術開発をやめろというつもりはありません。

ただ、自然との共存や、選択の自由を与えてほしいということです。

私たち人間は、菌なども含めた自然と共生することにより生きています。

私たち人間の存在は、遺伝子レベルで言えば共存している常在菌の遺伝子のほうが圧倒的に多く、99%は細菌叢たちのものなのです。

私たちのエネルギー、栄養も自分だけで分解、代謝しているわけではありません。自然とともに生きていかなければ、私たち人間の種族は生きていけないことにもっとしっかり気付かないといけません。

技術と社会インフラの進歩は必要なものですが、私たちには知る権利があります。多くの人工的な電気類が知らない間に設置されているようなことはあってはなりません。多くの無線局が必要なら、携帯基地局やアンテナを避けることができるエリアや公共機関などの区域を作り、安全に簡単なアースを取るところからスタートしてもいいのではないでしょうか。

私たち人間は生かされていることに改めて気付いて、感謝して、お互いを思い合って生きていきたいですね。

特典映像

内山葉子先生と丸山修寛先生（丸山アレルギークリニック理事長）による
「デジタル毒」についての対談をお楽しみください。

▼

葉子クリニック院長
丸山アレルギークリニック
理事長

内山葉子×丸山修寛

特別対談

参考文献

内山葉子著　おなかのカビが病気の原因だった　マキノ出版

　　　　　　パンと牛乳は今すぐやめなさい!　マキノ出版

　　　　　　健康情報ウソに惑わされないで!　　マキノ出版

　　　　　　毒だらけ　病気の9割はデトックスで防げる!　評言社

　　　　　　子どもの病気は食事で治す　評言社

古庄弘枝著　5G（第5世代移動通信システム）から身を守る　鳥影社

丸山修寛著　身の回りの電磁波と対策方法

大久保貞利著　電磁波過敏症　緑風出版

上田武智・加藤やすこ著　本当に怖い電磁波の話　金曜日

●Andel R, Crowe M, Feychting M et al. Work-related Exposure to Extremely Low-Frequency Magnetic Fields and Dementia: Results From the Population-Based Study of Dementia in Swedish Twins. J Gerontol A Biol Sci Med Sci. 2010 Nov;65(11):1220-7.

●Belyaev I, Dean A, Eger H et al. EUROPAEM EMF Guideline 2016 for the prevention, diagnosis and treatment of EMF-related health problems and illnesses. Rev Environ Health. 2016 Sep 1;31(3):363-97.

●Beyaev I, Dean A, Eger H et al. EUROPAEM EMF Guideline 2016 for prevention, diagnosis and treatment of EMF-related health problems and illnesses Rev Environ Health 2016; 31(3): 363-397.

●Boumosleh JM, Jaalouk D. Depression, anxiety, and smartphone addiction in university students- A cross sectional study. PloS one. 2017;12(8);e0182239.

●Caplan LS, Schoenfeld ER, O'Leary ES et al. Breast Cancer and Electromagnetic Fields--A ReviewAnn Epidemiol. 2000 Jan;10(1):31-44.

●Dimitrova M, Dobrev B, Kiriakov K et al. Effect of Wide-Band Modulated Electromagnetic Fields on the Workers of High-Frequency Telephone Exchanges. Probl Khig. 1982;7:21-9.

●Feychting M, Jonsson F, Pedersen NL et al. Occupational Magnetic Field Exposure and Neurodegenerative Disease. Epidemiology. 2003 Jul;14(4):413-9; discussion 427-8.

●Garza ZCF, Born M, Hilbers PAJ et al. Visible Blue Light Therapy: Molecular Mechanisms and Therapeutic Opportunities. Curr Med Chem. 2018;25(40):5564-5577.

●Herbert MR, Sage. C Autism and EMF? Plausibility of a Pathophysiological Link Part II. Pathophysiology. 2013 Jun;20(3):211-34.

●Kumar M, Singh SP, Chaturvedi CM. Chronic Nonmodulated Microwave Radiations in Mice Produce Anxiety-like and Depression-like Behaviours and Calcium- And NOrelated Biochemical Changes in the Brain. Exp Neurobiol. 2016 Dec;25(6):318-327.

●Lian HY, Lin KW, Yang C et al. Generation and Propagation of Yeast Prion [URE3] Are Elevated Under Electromagnetic Field Cell Stress Chaperones. 2018 Jul;23(4):581-594.

●Lu YS, Huang BT, Huang YX. Reactive Oxygen Species Formation and Apoptosis in Human Peripheral Blood Mononuclear Cell Induced by 900 MHz Mobile Phone Radiation. Oxid Med Cell Longev. 2012;2012:740280.

●Ostrin LA. Ocular and Systemic Melatonin and the Influence of Light Exposure Clin Exp Optom. 2019 Mar;102(2):99-108.

●Pall ML. Electromagnetic Fields Act via Activation of Voltage-Gated Calcium Channels to Produce Beneficial or Adverse Effects. Version 2. J Cell Mol Med. 2013 Aug;17(8):958-65.

●Pall ML. Microwave Frequency Electromagnetic Fields (EMFs) Produce Widespread Neuropsychiatric Effects Including Depression. J Chem Neuroanat. 2016 Sep;75(Pt B):43-51.

●Pall ML. Wi-Fi Is an Important Threat to Human Health. Environ Res. 2018 Jul;164:405-416.

●Salford LG, Brun A, Sturesson Ket al. Permeability of the Blood-Brain Barrier Induced by 915 MHz Electromagnetic Radiation, Continuous Wave and Modulated at 8, 16, 50, and 200 Hz. Microsc Res Tech. 1994 Apr 15;27(6):535-42.

●Santini SJ, Cordone V, Falone S et al. Role of Mitochondria in the Oxidative Stress Induced by Electromagnetic Fields: Focus on Reproductive Systems. Oxid Med Cell Longev. 2018 Nov 8;2018:5076271.

●Schirmacher A, Winters S, Fischer S et al. Electromagnetic Fields (1.8 GHz) Increase the Permeability to Sucrose of the Blood-Brain Barrier in Vitro. Bioelectromagnetics. 2000 Jul;21(5):338-45.

●Stern M, Broja M, Sansone R, et al. Blue Light Exposure Decreases Systolic Blood Pressure, Arterial Stiffness, and Improves Endothelial Function in Humans Eur J Prev Cardiol. 2018 Nov;25(17):1875-1883.

●Tamira H, Nishida T, Tsuji A et al. Association between Excessive Use of Mobile Phone and Insomnia and Depression among Japanese Adolescents.International journal of environmental research and public health. 2017 06 29;14(7); pii: E701.

●Tang J, Zhang Y, Yang Let al. Exposure to 900 MHz Electromagnetic Fields Activates the mkp-1/ERK Pathway and Causes Blood-Brain Barrier Damage and Cognitive Impairment in Rats. Brain Res. 2015 Mar 19;1601:92-101.

●Tao JX, Zhou WC, Zhu XG. Mitochondria as Potential Targets and Initiators of the Blue Light Hazard to the Retina Oxid Med Cell Longev. 2019 Aug 21;2019:6435364.
●Tikhonova GI. Epidemiological Risk Assessment of Pathology Development in Occupational Exposure to Radiofrequency Electromagnetic Fields. Radiats Biol Radioecol. 2003 Sep-Oct;43(5):559-64.
●Topal Z, Hanci H, Mercantepe T et al. The Effects of Prenatal Long-Duration Exposure to 900-MHz Electromagnetic Field on the 21-day-old Newborn Male Rat Liver. Turk J Med Sci. 2015;45(2):291-7.
●Tosini G, Ferguson I, Tsubota K. Effects of Blue Light on the Circadian System and Eye Physiology Mol Vis. 2016 Jan 24;22:61-72.
●Türedi S, Hancı H, Topal Z et al. The Effects of Prenatal Exposure to a 900-MHz Electromagnetic Field on the 21-day-old Male Rat Heart. Electromagn Biol Med. 2015;34(4):390-7.
●Wang H, Tan S, Dong J et al. iTRAQ Quantitatively Proteomic Analysis of the Hippocampus in a Rat Model of Accumulative Microwave-Induced Cognitive Impairment Environ Sci Pollut Res Int. 2019 Jun;26(17):17248-17260.
●Wang Z, Fei Y, Liu H et al. Effects of Electromagnetic Fields Exposure on Plasma Hormonal and Inflammatory Pathway Biomarkers in Male Workers of a Power Plant. Int Arch Occup Environ Health. 2016 Jan;89(1):33-42.
●Xu S, Zhou Z, Zhang L et al. Exposure to 1800 MHz Radiofrequency Radiation Induces Oxidative Damage to Mitochondrial DNA in Primary Cultured Neurons. Brain Res. 2010 Jan 22;1311:189-96.
●Zhang Y, Li Z, Gao Y et al. Effects of Fetal Microwave Radiation Exposure on Offspring Behavior in Mice. J Radiat Res. 2015 Mar;56(2):261-8.
●Zhao L, Sun C, Xiong L et al. MicroRNAs: Novel Mechanism Involved in the Pathogenesis of Microwave Exposure on Rats' Hippocampus. J Mol Neurosci. 2014 Jun;53(2):222-30.
●Zhou H, Chen G, Chen C et al. PAssociation Between Extremely Low-Frequency Electromagnetic Fields Occupations and Amyotrophic Lateral Sclerosis: A Meta-Analysis. LoS One. 2012;7(11):e48354.
●著者不明　Editorial: Have Radar Ovens the Potential to Do Harm?　N Y State J Med. 1974 Oct;74(11):1925.

内山葉子 Yoko Uchiyama
関西医科大学卒業。大学病院・総合病院で腎臓内科・循環器・内分泌を専門に臨床・研究を行った後、福岡県北九州市で葉子クリニックを開設、院長を務める。医学博士、総合内科専門医、腎臓内科専門医、ホメオパシー専門医。全人的な医療に基づき、自然医療や漢方・機能性食品などの補完・代替医療と西洋医学、心のケアなどを統合的に行い、さまざまな分野の難治性の疾患の診療を行う。著書に『パンと牛乳は今すぐやめなさい!』『この薬、飲み続けてはいけません!』『おなかのカビが病気の原因だった』『発達障害にクスリはいらない』『健康情報のウソに惑わされないで!』(以上マキノ出版)、『子どもの病気は食事で治す』『毒だらけ』(以上評言社)がある。

葉子クリニックのホームページ
http://www.yoko-clinic.net/

スマホ社会が生み出す有害電磁波
デジタル毒
医者が教える健康リスクと【超】回復法

2020年12月7日初版第一刷発行

著者　内山葉子
編集　須田とも子
発行人　松本卓也
発行所　株式会社ユサブル
〒103-0014　東京都中央区日本橋蛎殻町2-13-5　美濃友ビル3F
電話:03(3527)3669
ユサブルホームページ:http://yusabul.com/
印刷所　株式会社光邦

ISBN978-4-909249-34-0
定価はカバーに表示してあります。
落丁・乱丁はお手数ですが、当社までお問い合わせ下さい。